Jin Shin Jyutsu für Anfänger

Wie Sie die Kunst des Heilströmens Schritt für Schritt erlernen und durch Handauflegen ganzheitliche Gesundheit auf körperlicher, seelischer und geistiger Ebene erfahren

Mariela Baumfink

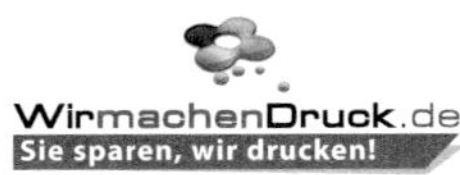

Alle Ratschläge in diesem Buch wurden vom Autor und vom Verlag sorgfältig erwogen und geprüft. Eine Garantie kann dennoch nicht übernommen werden. Eine Haftung des Autors beziehungsweise des Verlags für jegliche Personen-, Sach- und Vermögensschäden ist daher ausgeschlossen.

ISBN: 978-3-969300879

Email: info@edition-lunerion.de
www.edition-lunerion.de

Psiana eCom UG
Berumer Str. 44
26844 Jemgum

INHALT

Vorwort 1

Einleitung 2

Der Körper als energiezentriertes Zentrum 4

Balance auf der Körperebene 6

Es ist nicht normal, sich nicht gut zu fühlen 9

Triggerpunkte 11

Was ist Jin Shin Jyutsu? 17

Philosophie 18

Geschichte der Jin Shin Jyutsu-Methode 19

Medizinischer Hintergrund 24

Bezüge zur Heilkunde 29

Exkurs: Die Chakra-Lehre 34

Die Chakren 34

Was hat das mit Jin Shin Jyutsu zu tun? 40

Energiearbeit 42

Energetische Schwingungen wahrnehmen 44

Die eigene Wahrnehmung schärfen 55

Das Positive visualisieren 60

Bezug zur Traditionellen Chinesischen Medizin . 62

Ansatz 63

Das Qi 68

Alles kommt in Fluss 70

Methoden 74

Jin Shin Jyutsu in der Praxis 86

Behandlungspraxis 87

Methodik 93

Mudras im Jin Shin Jytsu 95

Übungen und Anwendungen 106

Mit Jin Shin Jytsu gezielt behandeln 114

Eigene Heilkräfte aktivieren 114

Energiekreisläufe schließen und Blockaden lösen 117

Jin Shin Jytsu-Alltagsübungen.........................119

Bonusteil 124

Schluss 133

Vorwort

In der Geschichte der Menschheit sind immer wieder Erzählungen über Menschen zu finden, die sehr schlimme Krankheiten erlitten haben und plötzlich davon geheilt wurden. Einige sind gerade so dem Tod entkommen und sogar wieder vollständig genesen, sodass sie ein ganz normales und glückliches Leben führen konnten. All diese Heilungen gab es, noch bevor es die Wissenschaft und die Medizin mit den wirkungsvollen Medikamenten gab. Kann das sein? Sind das nicht alles eher Mythen? Wie soll man eine tödliche Krankheit heilen, ohne einen erfahrenen Mediziner an seiner Seite zu wissen, der den Aufbau des Körpers mitsamt seinen Organen studiert hat? Woher konnten die Menschen wissen, was in der jeweiligen Situation richtig war? Wie heilt man ohne Medikamente und ohne zusätzliches medizinisches Material? Auf diese Fragen kennen die Chinesen und Japaner schon seit hunderten von Jahren die Antwort: mit den Händen. Durch das bloße Auflegen der Hände auf bestimmte Energiepunkte wird der Körper dazu angeregt, seine Kräfte zu entfalten, und er ist so in der Lage, seinen Heilungsprozess selbst zu leiten. Diese Selbstheilungskräfte können sowohl von einem ausgebildeten Heiler als auch vom Patienten selbst aktiviert und genutzt werden. Wenn die Energien frei fließen können, befindet sich der Mensch in einem Zustand voller Entspannung, Harmonie und Gesundheit.

Einleitung

Zuerst ist da ein ganz kleiner Embryo im Mutterleib, der immer weiter wächst. Der Bauch der Frau wird nach und nach größer, bis schließlich der Moment der Geburt gekommen ist. Nun ist da dieses kleine Wesen mit den winzigen Händen und Füßen, dem süßen Lächeln und dem kleinen Kopf. Aber das ist nicht alles, Leben bedeutet so viel mehr. Das, was wir von außen wahrnehmen, ist nur die Hülle des Körpers mitsamt den Gliedmaßen, aber das Innere ist noch viel tiefer. Neben der körperlichen Ebene gibt es auch noch eine geistige und eine seelische und nur, wenn all diese drei Ebenen miteinander in einer harmonischen Beziehung sind, leben wir als Menschen im Gleichgewicht.

Diese Harmonie wird durch Krankheiten und Blockaden in unserem System zerstört und zur Wiederherstellung müssen die Barrieren wieder aus der Welt geschafft werden. Das ist nicht immer ganz einfach, man läuft von einem Mediziner zum anderen, nimmt Tabletten und versucht, seine Gesundheit irgendwie zu verbessern. Manchmal funktioniert das, aber manchmal auch nicht. Viele Symptome lassen sich nur für kurze Zeit lindern und treten dann immer wieder auf. Insbesondere Therapien von chronischen Krankheiten bieten keine wirkliche Aussicht auf Besserung und die Patienten sind oftmals sehr verzweifelt. Doch mit einem Blick über den Tellerrand hinaus lässt sich das womöglich ganz leicht ändern. Tauchen Sie ein in die Welt der japanischen und chinesischen Medizin und erfahren Sie, wie die alternativen Heilkünste mit einfachen Mitteln wahre Wunder bewirken können. Menschen, die keinen Ausweg mehr gesehen haben, wurden durch die bloße Kraft der Hände geheilt. Woher diese Kraft kam?

Jeder von uns trägt eine Lebensenergie in sich, die uns durchströmt und uns mit allem versorgt, was wir benötigen. Durch Jin Shin Jyutsu können die Leitbahnen angeregt, die Blockaden gelöst und damit der Energiefluss wieder richtig eingestellt werden. Dieses Buch bietet Ihnen vielfältige Informationen zu Jin Shin Jyutsu, der Traditionellen Chinesischen Medizin, der Lehre der Chakren und den Energiefeldern der persönlichen Aura. Außerdem lernen Sie, wie Sie einige Übungen selbst anwenden können, und Sie erhalten zum Abschluss noch einen Trainingsplan, um ein Selbstheiler zu werden.

Der Körper als energiezentriertes Zentrum

Unser Körper ist unser Zuhause. Wir können zwar einige Änderungen vornehmen, doch wir werden immer in ihm wohnen und mit ihm leben. Ich sage das deshalb, weil es wichtig ist, zu verstehen, dass all das, was uns ausmacht und was wir sind, in unserem Körper vorhanden ist. Dazu zählen mehrere Ebenen, die verschiedene Wechselwirkungen untereinander aufweisen und sich beeinflussen. In diesem System stehen die körperliche, emotionale, psychische und kognitive Ebene. Erstere umfasst unsere Körperteile, sowohl innerlich als auch äußerlich, also beispielsweise Gliedmaßen, Organe oder Knochen. Hinzu kommen unsere Gedanken, Gefühle und unser Wissen, die uns in ihrer Gesamtheit die Funktion zum Leben geben. Man kann also sagen, dass unser Körper ein ganzheitliches System ist, welches immer im Kontext betrachtet werden muss, da verschiedene Einflussfaktoren zur Wirkung kommen. Dies ist leider genau das Problem in unserer heutigen Zeit. Wir denken oftmals zu geradlinig, zu sehr rational und vergessen dabei völlig den Gesamtzusammenhang. Ein psychisches Problem beispielsweise kann aus einer Vielzahl von Gründen heraus entstehen und oftmals wird es vom Mediziner oder Therapeuten isoliert behandelt. Das führt dazu, dass das Problem zwar behoben wird, aber meist nur für eine gewisse Dauer, da man nicht ergründet hat, was der Auslöser war, beziehungsweise, da man diesen Auslöser nicht behandelt hat. Das Risiko, dass das Problem nach einer Weile wieder auftaucht, bleibt also nach wie vor bestehen. Diese Problematik betrifft natürlich nicht nur die psychische Gesundheit.

Generell wird in der Schulmedizin meist nur ein Symptom behandelt und nicht der Auslöser, was dazu führt, dass der Patient nie zu vollkommener Gesundheit zurückkehren kann, weil die Therapie nur oberflächlich erfolgt. Deshalb wenden sich viele Patienten, welche in Sorge um ihre Gesundheit sind, der Heilkunde zu. Es gibt mehrere Facetten und verschiedene Disziplinen in diesem Bereich, beispielsweise die Naturheilkunde, die Traditionelle Chinesische Medizin oder die Ayurvedische Medizin. Eines haben all diese Naturheilverfahren gemeinsam: Sie sehen den Körper als ein ganzheitliches System und begründen eine Krankheit mit einem Verlust der Balance zwischen den einzelnen Faktoren. Sobald auf einer der Ebenen eine Störung herrscht, wird das ganze System aus seiner Harmonie gebracht und wir werden krank. Statt punktuell nur auf der jeweiligen Ebene zu behandeln, sucht die Naturheilkunde nach Verfahren, die unseren Körper in allen Bereichen unterstützen und wieder zur Gesundheit zurückführen. Dabei kann ein ausgebildeter Experte helfen, jedoch liegt der Fokus auch darauf, die eigenen Selbstheilungskräfte zu aktivieren und das Immunsystem zu stärken.

In unserem Körper fließen verschiedene Energien, die unser Wohlbefinden bestimmen. Wenn der Energiefluss dann blockiert wird, können unsere natürlichen Kräfte nicht mehr wirken und der Körper kann nicht wie gewohnt arbeiten. Es ist also von großer Bedeutung, den Körper als Energiezentrum anzuerkennen und zu wissen, wo die verschiedenen Energie–punkte liegen und wie diese zu aktivieren sind. Der Heilungsprozess kann aber nur dann beginnen, wenn wir wahrnehmen, welche Beschwerden wir haben, und versuchen, zu ergründen, wieso diese aufgetreten sind. Mit diesen Hintergründen sollte man sich ausführlich auseinandersetzen und dann eine Behandlung auf allen Ebenen beginnen. Die Blockaden im Energiefluss werden mithilfe einer adäquaten und individuell an das Krankheitsbild angepassten Therapie gelöst, sodass die körpereigenen Kräfte sich wieder entfalten können und die Aktivität erhöht wird. Merken Sie sich nun also Folgendes: In unserem Körper laufen mehrere Energiebahnen zusammen, die sich in einem Zentrum bündeln. Sobald diese Energien nicht mehr alle frei fließen können, kommt es zu einem Ungleichgewicht und verschiedene Symptome können auftreten. Ziel der energetischen Behandlung ist die Wiederherstellung einer Harmonie und somit dem körperlichen und seelischen Wohlbefinden.

BALANCE AUF DER KÖRPEREBENE

Was genau bedeutet eigentlich Balance? Als Synonym wird auch oft das Wort Gleichgewicht verwendet. Beides bezeichnet eine Art Zustand, in dem jedes Element des Ganzen in genau der richtigen Menge vorhanden ist, also weder ein Überschuss noch ein Defizit herrscht. Manchmal kann auch ein Mangel der einen Eigenschaft durch einen leichten Überschuss einer anderen kompensiert werden. Dies sollte jedoch nicht auf Dauer geschehen. Diese Harmonie sollte zwischen allen drei Bereichen herrschen, also auf körperlicher, psychischer und kognitiver Basis, denn nur dann, wenn Körper, Geist und Seele zusammenarbeiten und in Einklang stehen, geht es uns gut.

Unser Körper reagiert immer von innen nach außen auf Ungereimtheiten, deshalb können Probleme auf körperlicher Ebene auch viel tiefer im Inneren verborgen liegen, als wir zunächst vermuten. Auch die mentale Balance spielt eine wichtige Rolle in unserem Leben. In der digitalisierten und globalisierten Medienwelt ist es nicht unüblich, dass unser Gehirn nicht mehr richtig weiß, wie es abschalten und zur Entspannung und Ruhe gelangen kann. Natürlich arbeitet das Hirn ununterbrochen, jedoch kann es auch in einen Ruhemodus gelangen, eine Art „Flow", und seinen Fokus dabei auf ganz bestimmte Gedanken richten. Doch heute wird es immer schwieriger, in diesen Zustand zu gelangen, da wir das Gefühl haben, wir müssten immer etwas arbeiten, produktiv sein und dürften keinesfalls in die Langeweile geraten. Wir schalten den Fernseher an oder schauen auf unser Smartphone. Dabei ist diese Langeweile sogar förderlich für manche Bereiche, beispielsweise für die Kreativität. Darüber hinaus droht bei ständigem Stress auch die Gefahr für Burnout. Die Ruhe ist eigentlich nur noch nachts gegeben und auch da liegen die technischen Geräte neben uns oder der Fernseher läuft im Hintergrund. Solche vermeintlichen Kleinigkeiten können unser gesamtes Gleichgewicht stören und ins Wanken bringen.

Die dritte und letzte Ebene ist die seelische Ebene. Hier geht es um die Emotionen, die wir verspüren, und vor allem um die Stärkung der positiven. Durch Perspektivenwechsel, die Stärkung der Charaktereigenschaften oder die Veränderung von Glaubenssätzen kann die Harmonie wiederhergestellt werden und so die anderen beiden Bereiche beeinflussen. Viele Menschen mögen es nicht glauben, doch eine Verletzung eines Muskels kann zum Beispiel auch psychische Schäden mit sich bringen. Genauso kann ein psychisches Problem zu Rückenschmerzen führen, da sich eine Vielzahl unserer Nervenbahnen im Rückenmark befinden und es dort dann eventuell zu Blockaden kommt. Bei solch einem Krankheitsbild wird dann oft vom Arzt keine Ursache gefunden, da die Schulmedizin kein ganzheitliches Verständnis des Körpers hat und nur auf andere körperliche Signale hin prüft. Hier ergibt sich dann das nächste Problem, denn man bekommt Medikamente verschrieben, die das jeweilige Leiden behandeln. Durch die Nichtbeachtung des eigentlichen Auslösers bringt das Medikament aber nur punktuell und für eine geringe Zeit eine Besserung. Zudem werden dem Körper Stoffe zugefügt, die es ihm gar nicht mehr erlauben, seine Kräfte zu aktivieren. Er wird sozusagen entlastet und verfällt in eine Art Schonhaltung. Dann bleibt nur zu hoffen, dass dies nicht zum Dauerzustand wird, da der Körper dann immer mehr von seiner eigentlichen Aufgabe befreit wird und nicht mehr so arbeitet, wie er soll. Im schlimmsten Fall verlernt ein Körperteil vielleicht sogar, wie es seine Aufgabe auszuführen hat. Der ursprüngliche Auslöser droht auch, auf andere Bereiche überzugreifen und vielleicht Schmerzen an anderen Stellen hervorzurufen. Auch diese werden sodann wieder nur punktuell behandelt und man gerät allmählich in eine Art Teufelskreis.

An dieser Stelle greifen die ganzheitlichen Heilverfahren mit dem Ziel der Wiederherstellung einer Balance im gesamten Körper. Denn nur, wer auch im Geiste gesund ist, kann einen gesunden Körper haben. Dafür müssen wir unser ganzes Leben mit all seinen innerlichen und äußerlichen Faktoren mit einbeziehen. Auch der falsche Job kann zu Stress und Unzufriedenheit führen und uns geistig und körperlich fordern und auslaugen. Deshalb ist es wichtig, dass Sie Ihr Leben einmal auf allen Ebenen betrachten und analysieren. So können Sie durch kleine Veränderungen auf der einen Seite Krankheiten vorbeugen und auf der anderen Seite sogar bestehende Symptome lindern oder gar heilen. Wie fühlen Sie sich körperlich und geistig? Sind diese beiden Seiten im Einklang und arbeiten miteinander oder stehen sie sich wie zwei Rivalen gegenüber? Finden Sie es heraus und führen Sie sich selbst zu mehr Gesundheit und Wohlbefinden!

ES IST NICHT NORMAL, SICH NICHT GUT ZU FÜHLEN

Fühlen Sie sich müde und gestresst? Sind Sie kraftlos, haben Sie gelegentlich oder vielleicht sogar täglich Schmerzen? Macht Ihnen Ihre Verdauung Probleme und Sie können nicht mehr das essen, worauf Sie Lust haben, weil das sonst Folgeerscheinungen mit sich bringt? Können Sie nicht richtig einschlafen oder wachen Sie nachts mehrmals auf?

Wenn etwas davon auf Sie zutrifft, denken Sie vermutlich: „Ja, das hat doch jeder irgendwann einmal, das ist nicht schlimm". Wie schlimm es wirklich ist, zeigt sich auch erst später, wenn sich solche vermeintlich kleinen Dinge über mehrere Monate oder sogar Jahre hinweg in ihren Alltag einschleichen. Sie gewöhnen sich daran und denken nicht mehr wirklich darüber nach. Vielleicht sind Sie auch zu faul, um eine Änderung vorzunehmen oder die Hintergründe genauer zu erforschen. Wie die meisten Menschen werden auch Sie vermutlich sagen, „Ach, wieso sollte ich deshalb zum Arzt? Das ist nur eine Kleinigkeit.".

Und genau hier liegt der Fehler. Bereits die kleinsten Störungen in unserem Organismus können Folgen für unser Gesamtsystem haben. Diese Auswirkungen können sich auf eine oder mehrere Ebenen beziehen und sich immer weiter ausbreiten. Eine Therapie durch Medikamente oder Verfahren wie Krankengymnastik kann die Symptome zwar lindern, aber wie bereits erwähnt, müssen die eigentlichen Ursprünge in unserem Inneren gefunden werden, denn nur so können eine erfolgreiche Behandlung erfolgen und der gesundheitliche Zustand wieder verbessert werden.

Diese kleinen Wehwehchen sind der Weckruf Ihres Körpers an Sie! Er will Ihnen mitteilen, dass etwas nicht in Ordnung ist und er bei der Bewältigung seiner Probleme Hilfe benötigt. Deshalb sollten Sie auch den kleinen Ungereimtheiten Beachtung schenken und diese so schnell und so gut wie möglich wieder beheben, bevor weitere Teile betroffen sein werden. Generell haben die Menschen verlernt, auf ihren Körper, ihr sogenanntes „Bauchgefühl“, zu hören. Wir glauben, wir könnten alles mithilfe unseres Verstandes lösen, doch dem ist nicht so.

Spüren Sie einmal in sich hinein und führen Sie sozusagen einen Körper-Scan durch. Es ist völlig egal, ob Sie von den Zehen aufwärts oder vom Kopf abwärts starten. Gehen Sie einfach ganz langsam alle Körperteile nacheinander durch und spüren Sie hinein. Vielleicht bemerken Sie eine Blockade, die Ihnen bisher noch nicht aufgefallen ist. Wenn ja – Gut so! Besser ist es, wenn Sie diese etwas früher finden und sie sofort aus der Welt schaffen können!

Da das Gleichgewicht immer zwischen Körper und Geist herrschen muss, ist auch diese Seite von Bedeutung. Allerdings fällt die Analyse der psychische Ebene meist nicht so leicht. Dabei können vielleicht folgende Fragen helfen:

- Wie fühle ich mich im Moment? Wie ging es mir in den letzten Tagen?
- Bin ich gestresst?
- Schlafe ich gut und lange genug?
- Gibt es vielleicht unterdrückte Gefühle, die mir Probleme bereiten?

Natürlich gibt es noch viele weitere Fragen, die Sie sich stellen können, diese sollen Ihnen nur als roter Faden dienen.

Wenn Sie den Körperscan und das geistige Check-up vollzogen haben, haben Sie ein Ergebnis erhalten. Einiges war Ihnen vielleicht schon bekannt, manches war vielleicht neu und überraschend. Egal, welche Erkenntnisse Sie daraus gezogen haben, dies ist nun Ihr IST-Zustand. Von hier aus können Sie mit der persönlichen Behandlung beginnen und Ihre individuellen Probleme bearbeiten. Den SOLL-Zustand bilden dann das allgemeine Wohlbefinden und die Gesundheit in allen Bereichen.

TRIGGERPUNKTE

Zur Behandlung eines gestörten Systems kann man gezielt an den Triggerpunkten arbeiten, die maßgeblich an Entzündungen und Krankheiten beteiligt sind. Hierbei handelt es sich um Verhärtungen der Muskelstränge, sogenannte Myogelosen, die in Form von Knoten auftreten. Diese können je nach Schwere der Störung eine Größe von einem Millimeter, aber auch einen Durchmesser einer Walnuss erreichen. Forscher fanden sogar heraus, dass die Mehrheit der Schmerzsyndrome, etwa 90 %, auf solchen Punkten gründet. Bei Bewegung oder Berührung kommt es zu Schmerzen oder Einschränkungen des jeweiligen Muskels. So kann es vorkommen, dass man beispielsweise seinen Arm nicht richtig beugen kann, wenn man einen Triggerpunkt am Bizeps hat. Ein großes Problem ist zudem die Möglichkeit, dass diese Schmerzen von dem entsprechenden Punkt aus weiter in den Körper ausgestrahlt werden, und das sogar bis zu weit von der Schmerzstelle entfernten Orten. Wenn man darüber nachdenkt, wie viele Muskeln der Mensch besitzt, nämlich über 600, dann wird einem klar, wie groß die Angriffsfläche zur Entstehung solcher Punkte eigentlich ist. Die Stellen, an denen die Knoten am häufigsten auftreten, sind Rücken-, Nacken- und Schulterbereich sowie das Gesäß. Doch wie kommt es überhaupt zur Entstehung?

Muskeln arbeiten, indem sie sich abwechselnd anspannen und dann wieder entspannen. Im Normalzustand werden sie ausreichend mit Sauerstoff versorgt, da die Durchblutung durch die Muskelaktivität geregelt ablaufen kann. Die Hauptgründe für eine Blockade in diesem Blutfluss sind Fehlbelastung und Überlastung, da dadurch der Entspannungszustand des Muskels ausbleibt und er sozusagen im „Schock“ verbleibt. Diese Verkrampfung führt dazu, dass der Muskel nicht mehr genug Sauerstoff und Nährstoffe bekommt und infolgedessen nicht mehr richtig arbeiten kann.

Mechanische Bewegung: Diese liegt beispielsweise dann vor, wenn man immer wieder die gleiche Bewegung macht. Die benötigten Muskeln müssen ständig arbeiten und können nicht zur Ruhe kommen, während andere sozusagen gar nicht genutzt werden. Ein alltägliches Szenario kann hier das Fensterputzen sein. Wenn Sie Rechtshänder sind, arbeiten Sie die ganzen Fenster in Ihrer Wohnung oder in Ihrem Haus mit der immer gleichen Bewegung Ihres rechten Armes ab. Wenn Sie dann mit Ihrer Arbeit fertig sind, werden Sie dies in Ihrem Arm spüren. Normalerweise bezeichnet man eine solche Überlastung in Verbindung mit schmerzenden Muskeln als Muskelkater, die Entstehung eines Triggerpunktes ist jedoch nicht ausgeschlossen.

Inaktivität: Dies meint eigentlich genau das Gegenteil von Überlastung, nämlich nahezu gar keine Belastung. Gerade in der heutigen digitalisierten Welt mit vielen Bürojobs neigen die Menschen zu einem Bewegungsmangel. Man könnte fast sagen, dass wir zu faul geworden sind, wir nehmen auch für kleine Wege das Auto, statt zu laufen oder mit dem Fahrrad zu fahren. Die Folge von fehlender Aktivität ist dann wiederum die Entstehung solcher Triggerpunkte.

Überlastung: Ein Übermaß an Reizung des Muskels kann auftreten, wenn wir ihn zu stark beanspruchen, beispielsweise durch eine ungewohnte Bewegung oder körperlichen Stress. Das mit dem Stress ist für viele Patienten mit Beschwerden oft schwer, zu verstehen, doch durch Stress, sei es auf der Arbeit oder in der Familie, verkrampfen wir uns unterbewusst durch unsere Emotionen.

Wenn solche Triggerpunkte unbehandelt bleiben, können daraus schwerwiegende Folgen entstehen, welche über Muskel- und Gelenkschmerzen hinaus gehen können. Zu den Symptomen zählen:

- Nervenschmerzen
- Ruheschmerzen
- gestörte Koordination
- Bewegungseinschränkungen
- erhöhte Verletzungsanfälligkeit
- instabile Gelenke
- chronische Schmerzen durch Störung des Rückenmarks

Darüber hinaus kann ein dauerhaftes Bestehen eines Triggerpunktes auch verschiedene Krankheiten auslösen:

- Arthrose
- Sehnenentzündungen
- Fibromyalgie
- Tinnitus
- Schwindel
- Schluckbeschwerden
- Angstzustände
- Sehstörungen
- Menstruationsbeschwerden
- Migräne
- Verdauungsbeschwerden

Dies sind nur einige der möglichen Folgeerkrankungen. Um herauszufinden, ob Sie einen oder mehrere solcher Triggerpunkte haben, empfiehlt es sich, diese zu ertasten. Solche Verhärtungen lassen sich meist ganz einfach lokalisieren und schmerzen, wenn Druck auf sie ausgeübt wird.

Im Folgenden ist es dann wichtig, die richtige Therapie für die jeweiligen Punkte zu finden, um wieder zu einem gesundheitlichen Gleichgewicht zu gelangen. Es gibt eine Vielzahl an unterschiedlichen Therapiemethoden, die auch miteinander kombiniert werden können und darauf abzielen, den Muskel von seinen Blockaden zu befreien und ihm wieder seine gewohnte Elastizität zurückzugeben. Die Möglichkeiten reichen von Akupressur und Akupunktur über Selbstbehandlung durch Massage bis hin zur Thermotherapie.

Die meisten Menschen vertrauen bei der Behandlung von Krankheiten und Beschwerden ausschließlich Medizinern und Therapeuten. Wussten Sie, dass Sie sich auch selbst heilen können? Sie können Ihren eigenen Körper dazu animieren, seine Kräfte wieder zu finden und ins Gleichgewicht zu kommen. Eine solche Selbstbehandlung kann sehr effektiv sein und auch gleichzeitig durch eine ärztliche Methode ergänzt werden. Das Praktische dabei ist, dass man bei einer solchen Behandlung immer alle benötigten Materialien bei sich trägt, und da keine andere Person involviert ist, kann die Anwendung der Techniken jederzeit und ortsunabhängig stattfinden. Wann immer Sie den Drang verspüren, die Techniken anzuwenden, um Ihr Wohlbefinden zu verbessern, können Sie dies tun.

Jetzt fragen Sie sich natürlich, wie das alles funktionieren soll, da Sie wahrscheinlich keine fachliche Ausbildung in Richtung einer Therapieform besitzen. Keine Angst, das brauchen Sie auch gar nicht. Mit ein paar einfachen Tricks und Kniffen können Sie an Ihren Triggerpunkten arbeiten und die Symptome lindern. Meist geschieht dies durch eine Selbstmassage, um den Muskel zu entspannen. Natürlich gibt es aber auch solche Punkte, die außerhalb des eigenen Bereiches liegen, zum Beispiel im mittleren Rücken. Hier kann dann ein Therapeut Abhilfe schaffen.

Bevor Sie mit der Massage beginnen, ist es empfehlenswert, wenn der Muskel erst erwärmt wird. Dazu kann eine Wärmflasche oder ein Wärmekissen für ungefähr 10 Minuten aufgelegt werden. Danach ertasten Sie den Punkt und führen eine Massage mit kreisenden Bewegungen durch. Üben Sie dabei auch Druck auf den Punkt aus, nur nicht so viel, dass die Schmerzen sich verstärken, sondern ganz leicht, damit die Muskelfasern zur Durchblutung angeregt werden. Die Hände sind dabei ein gutes Werkzeug, jedoch können Sie nach Belieben auch einen Massageball, eine Faszienrolle oder eine Akupressurmatte in Ihre Behandlung mit einbauen. Aber auch beim Einsatz der Hände gibt es verschiedene Methoden: Daumen-Zeigefinger-Technik, Knöcheltechnik oder Fingertechnik. Unabhängig von den gewählten Methoden und Materialien sollten Sie aber immer darauf achten, dass Sie die Massage zeitlich begrenzen beziehungsweise die Wiederholungen der Kreisbewegungen. Wenn Sie beispielsweise mit der Fingertechnik mehrmals über den Triggerpunkt streichen, sollten Sie dies auf eine Maximalzahl von 15 Durchgängen begrenzen, da sonst das Risiko einer weiteren Überbelastung des Muskels besteht. Ihr Muskel ist zum jetzigen Zeitpunkt noch nicht komplett arbeitsfähig und möchte entlastet werden, deshalb dürfen Sie nicht zu hart mit ihm sein, auch wenn Sie gerne schnellere Erfolge sehen möchten. Diese Körperstelle braucht Zeit zum Regenerieren und die sollten Sie ihr auch geben. Durch übermäßiges Bearbeiten des Schmerzpunktes verzögert sich womöglich die Zeit bis zur Genesung, haben Sie deshalb Geduld. Außerdem können Sie auch mehrmals täglich eine kurze Massage durchführen, Sie sind nicht auf eine einzige Anwendung beschränkt.

Ein weiterer häufiger Fehler ist die falsche Atmung. Wenn Sie zum ersten Mal eine Selbstmassage durchführen, kann es passieren, dass Sie sich so sehr auf Ihre Aufgabe konzentrieren und vielleicht Angst haben, etwas falsch zu machen, dass Sie zu schnell atmen oder gar die Luft anhalten, was beides wiederum zu neuen Verspannungen führen kann. Also gilt auch hier: Lassen Sie sich Zeit und bewahren Sie Ruhe. Die Massage soll nicht nur für die betroffene Stelle entspannend sein, sondern hat Auswirkungen auf den gesamten Körper. Schnell werden Sie bemerken, dass bei Linderung der Schmerzen gleichzeitig auch Ihr Wohlbefinden steigt.

Einen Überblick über die verschiedenen Triggerpunkte finden Sie unter: https://www.myologikshop.de/de/triggerpunkte-uebersicht.html

Die einzelnen Triggerpunkte haben immer zugehörige Schmerzfelder und dazu passende Symptome.
Ein Triggerpunkt kann also mehrere Beschwerden hervorrufen und Auslöser für verschiedene Krankheiten sein. So kann ein Triggerpunkt im Brustmuskel beispielsweise sogar Schmerzen in den Handgelenken auslösen. Es ist also festzuhalten, dass Triggerpunkte immer bei der Behandlung von Symptomen beachtet werden sollten, da sie eine Vielzahl von Beschwerden auslösen und durch eine frühzeitige Behandlung wieder schneller abklingen können.

Was ist Jin Shin Jyutsu?

Dieses Kapitel möchte ich mit einem Zitat beginnen, welches auch noch einmal einen Bezug zu den Triggerpunkten herstellt:

„Mit der Zeit wirst du das nicht geheime Geheimnis der Kraft, die in Bewusstsein und Verständnis von Daumen und Fingern steckt, erkennen. Alle Disharmonien können durch sie harmonisiert werden." – Jiro Murai

---

Ich werde gleich noch auf diesen weisen Mann eingehen, doch zunächst möchte ich Sie an das Kapitel Jin Shin Jyutsu heranführen. Was ist Jin Shin Jyutsu und wo kommt es her? Wie kann es Ihnen bei Ihren Beschwerden helfen und welche Bezüge gibt es zur Medizin? Inwieweit hat dies mit anderen Heilmethoden zu tun?

Auf all diese Fragen werden Sie in diesem Kapitel ausführliche Antworten erhalten und damit tief in die Welt der Heilung eintauchen. Entdecken Sie neue Verfahren und lernen Sie, diese für sich zu nutzen!

PHILOSOPHIE

Jin Shin Jyutsu ist eine japanische Heilkunst und bedeutet übersetzt: „Kunst des liebenden Schöpfers durch den gütigen, mitfühlenden, bewussten und verstehenden Menschen“. Gesprochen wird der Ausdruck im Übrigen folgendermaßen: tschin schin tschiutsu.

Bereits der Name verrät, dass wir nur in der Lage sind, den Körper zu heilen, wenn wir ihn denn auch verstehen. Dieses Verständnis muss aber auf allen Ebenen herrschen, damit ein ganzheitliches System gegeben sein kann. Wie bereits bei der Therapie der Triggerpunkte ist es auch beim sogenannten „Heilströmen“ im Jin Shin Jyutsu von enormer Bedeutung, zu verstehen, dass der Körper und der Geist eine enge, wechselseitige Bindung eingehen. Dadurch kommt es bei einer Störung des einen auch zu Problemen auf der Partnerseite. Bevor eine Therapie erfolgen kann, muss erst das Bewusstsein für den Körper geschaffen werden. Man muss genau spüren und wahrnehmen können, wo die Problemstellen liegen, um gezielt an diesen arbeiten zu können, sodass wieder eine Harmonie im Körper hergestellt werden kann.

Konkret wird der Körper im Jin Shin Jyutsu als Energiesystem gesehen. Wie die Blutbahnen, die sich durch die Muskeln ziehen und den ganzen Körper mit all seinen Geweben, Muskeln und Organen mit Nährstoffen und Sauerstoff versorgen, so sieht die japanische Kunst neben dem Blutkreislauf auch einen Energiekreislauf. Diese Energien fließen stetig durch den Körper und verbinden die körperliche, psychische und seelische Ebene miteinander. Wenn die Energien frei und ohne jegliche Blockaden fließen können, herrscht eine Art Balance und diese äußert sich in unserem Wohlbefinden. Genauso, wie ein Triggerpunkt Schmerzen in den Muskeln auslöst, kann eine Unterbrechung des Energieflusses schlimme Folgeerscheinungen mit sich bringen, die sogar die Organe betreffen können.

GESCHICHTE DER JIN SHIN JYUTSU-METHODE

Der genaue Entstehungszeitpunkt der Jin Shin Jyutsu-Methode ist gar nicht wirklich auszumachen. Folgt man dem Glauben einiger alter Schriften, so gab es die Kunst des Heilströmens bereits vor der Lebzeit des Gautama Buddha, der in Indien zum Symbolbild wurde, und auch vor der Geburt Moses. Wer der Entdecker der Methode war und sein Wissen an die nachfolgenden Generationen weitergab, ist ebenso unbekannt wie die Zeit. Man geht jedoch davon aus, dass die Informationen in den ersten Jahren lediglich mündlich überliefert wurden und immer weniger Einzug in den Alltag hielten, sogar nahezu verloren gingen. Die ersten Aufzeichnungen sind in den Schriften des Kojiki zu finden, was so viel bedeutet wie „Das Buch alter Geschehnisse und Weisheiten". Hier wurde bereits 712 n. Chr. von Energieflüssen und bestehenden Blockaden erzählt. Zudem wurde der Weg beschrieben, mit dem man wieder zu körperlichem, seelischem und geistigem Gleichgewicht sowie zur Harmonie gelangen kann. Diese beiden Faktoren bilden die Grundbausteine für ein Leben voller Glück, Zufriedenheit und Vitalität bis ins hohe Alter. Auf diesen Weisheiten beruht das heute bekannte Jin Shin Jyutsu. Ziel dieser Heilkunst ist die Aktivierung der eigenen Kräfte und somit eine sanfte Art und Weise, sich selbst näher zu kommen, das Innere zu spüren, kennenzulernen und dadurch zur Selbsthilfe zu befähigen.

Im 20. Jahrhundert wurde das alte japanische Wissen dann jedoch wiederentdeckt von Meister Jiro Murai, von dem das Zitat zu Beginn des Kapitels stammt. Murai wurde im Jahre 1886 in Taishoomura, dem heutigen Karga City, geboren. Er wuchs als Kind einer Ärztefamilie auf und hatte einen größeren Bruder. Traditionell dürfen die zweitgeborenen Söhne ihren Beruf frei wählen und Jiro Murai entschied sich für ein Studium der Seidenraupenzucht an der Technischen Universität. Trotz guter

Leistungen fand er keine wirkliche Freude an diesem Studiengang, er wollte viel lieber die Welt entdecken und mehr über das Leben erfahren. Er war unfassbar wissbegierig und jagte nach neuen Erkenntnissen, insbesondere in Ausnahmesituationen. Beispielsweise nahm er sich selbst als Versuchsobjekt für verschiedene Untersuchungen und beobachtete, was mit seinem Körper geschah, wenn er beispielsweise eine Reis-Diät machte. Viele solcher verrückten Ideen führte er gemeinsam mit seinen Freunden durch, was er aber später bereuen sollte.

Im Alter von 26 Jahren, also im Jahre 1912, verschlechterte sich sein Gesundheitszustand enorm und es war kein Mediziner auffindbar, der genau diagnostizieren konnte, an was Jiro Murai litt. Der junge Mann musste um sein Leben bangen und niemand konnte ihm helfen, keiner erkannte die Gründe oder bot mögliche Therapieverfahren an. Alle Behandlungen schlugen fehl und so beschloss er, sich mit dem Tod abzufinden. Da er allein sterben wollte, bat er seine Familie darum, ihn hoch in die Berge zu bringen und dann nach sieben Tagen seine Leiche wieder abzuholen. Er ging sogar so weit, dass er keine Nahrung und kein Trinken mehr zu sich nahm, weil er den Tod schnell herbeiführen wollte. In der Stille und Einsamkeit der Natur verbrachte er seine Zeit damit, zu meditieren. Er nahm die Hand- und Fingerpositionen der Buddhastatuen ein, sogenannte Mudras. Als er glaubte, sein Ende würde nahen, weil er immer wieder Kältestarren erlitt, kam am siebten Tag die Wendung und er bekam hohes Fieber. Er spürte wieder neue Lebensenergien durch sich durchfließen und war erfüllt von Ehrfurcht und Dankbarkeit.

Getragen durch die neu geschöpften Kräfte machte er sich selbst auf den Weg den Berg hinab und zurück zu seiner Familie. Voller Begeisterung erzählte er den Menschen im Dorf, dass er sich selbst geheilt hatte, und dies nur durch die Fähigkeiten seines eigenen Körpers und seiner Hände und Finger. Trotz seines kritischen Zustandes hatte er es geschafft, zum

Selbstheiler zu werden und seine lebensbedrohliche Lage zu überstehen. Er war überzeugt davon, dass ihm die Mudras und die Meditationen das Leben gerettet hatten, und wollte von nun an seine ganze Lebenszeit dem Erforschen dieser Methoden widmen, was er dann auch tat. Jiro Murai eignete sich immer mehr Wissen über die Mudras an und führte weiterhin Versuche mit sich selbst durch, in dem er Aufzeichnungen über seine Zustände durch das Strömen machte. Er wurde im ganzen Dorf bekannt und erprobte sein Wissen auch an Obdachlosen, denen er wieder zu mehr Wohlbefinden verhalf. Durch Untersuchungen fand er heraus, dass die Mudras mithilfe von Energieströmen wirken. Jedoch machte er darüber hinaus noch eine neue Entdeckung: Diese Energieströme hatten vergleichbare Laufbahnen wie die bereits bekannten Meridiane, jedoch entfalteten sie sich noch weiter als diese und verliefen auch in anderen Bereichen.

Murai und seinen heilenden Fähigkeiten wurde immer mehr Beachtung geschenkt, sodass er die Erlaubnis bekam, seine Studien durch die Literatur in der kaiserlichen Bibliothek weiter zu vertiefen und seine Forschung zu neuen Erkenntnissen voranzutreiben. Dort entdeckte Jiro schließlich die Kojiki, die seine bisherigen Erfahrungen bestätigte und sein Wissen über die Selbstheilkünste maßgeblich erweiterte. Seine Forschungen und Methoden vereinte er mit den Überlieferungen aus den alten Schriften und versuchte, dem Ganzen einen Namen zu geben. Zunächst kannte man seine Künste unter der Bezeichnung „Kunst des Glücklichseins". Damit war er aber selbst nicht zufrieden, denn es war nicht nur Glück, das man durch die Heilkräfte empfand, sondern noch so viel mehr. Nach der Änderung in „Kunst der Langlebigkeit" folgte die Bezeichnung „Kunst der Güte". Auch damit war er nicht ganz zufrieden. Jiro Murai kam zu dem Entschluss, dass es nicht genügte, sich auf eine Eigenschaft festzulegen, denn Harmonie bezieht sich auf mehrere Ebenen und mehrere

Faktoren, was sich in dem heutigen Namen Jin Shin Jyutsu widerspiegeln lässt:

> „Kunst des liebenden Schöpfers durch den gütigen, mitfühlenden, bewussten und verstehenden Menschen“

Später begann er, auch andere Menschen nach seinem Wissen und seiner Erfahrung zu unterrichten. Er wollte den Menschen auf der ganzen Welt Informationen geben, um aus den verschiedensten Lebenslagen wieder zur Genesung zu gelangen.

Am 21. Oktober 1918 wurde Mary Ino Burmeister in den USA von japanischen Eltern geboren. In den 1940er Jahren kehrte sie zum Studieren zu ihren Wurzeln nach Japan zurück, auf der Suche nach dem Sinn des Lebens und nach ihrem Inneren. Sie lehrte die englische Sprache und besuchte eines Tages eine von Meister Jiro Murais Lesungen. Durch ihre Biografie war sie bereits mit der fernöstlichen Kultur vertraut und sofort von dem Wissen über die Selbstheilungskräfte des Jin Shin Jyutsu gefesselt. Sie wollte mehr über diese Künste erfahren und wurde schließlich Murais erste Schülerin, später unterrichtete er sogar ihren Vater Uhachi Ino. Zwölf Jahre lang lehrte Meister Murai seine Studentin all das Wissen, welches er sich durch die alten Schriften und seine Forschung angesammelt hatte. Jiro bat Mary darum, dieses Wissen über die japanische Lebenskunst als Geschenk mit zurück nach Amerika zu nehmen und es dort an die Leute weiterzugeben. Sie tat wie ihr geheißen und übersetzte die japanische Philosophie in die westliche Kultur, sodass auch die Amerikaner den Kern des Jin Shin Jyutsu verstehen und die Methode anwenden konnten. Bis zu ihrem Tod praktizierte Mary weiterhin die Kunst des Heilströmens, sowohl an sich selbst als auch an anderen Menschen. Zunächst führte Sie die praktische Anwendung an sich selbst weiter fort und strömte dann auch Freunde und Familie. Immer mehr Menschen fanden Interesse am Heilströmen und wollten die gleichen positiven Erfahrungen machen, von der die Jin Shin Jyutsu-Praktizierenden ihnen erzählten. Im Laufe der Jahre gründete Mary Burmeister ein Jin Shin Jyutsu-Center, in dem sie, bis zu ihrem Ruhestand mit 85 Jahren, ihre Patienten behandelte. Außerdem gab sie regelmäßig Workshops und schrieb Bücher, um das japanische Wissen in der Welt verbreiten zu können. Durch die Arbeit von Meister Jiro Murai und Mary Burmeister verbreitete sich die Kunst des Heilströmens von Japan über die USA nach Europa und schließlich in die ganze Welt. Dieses Selbsthilfeverfahren mit japanischen Wurzeln wird heute weltweit von Menschen angewendet und gewinnt immer mehr an Beliebtheit. Überall finden immer wieder Einführungskurse statt, um den Menschen die Kunst zur Harmonisierung ihres eigenen Körpers und Geistes nahe zu bringen.

Jin Shin Jytsu ist jedoch keineswegs nur etwas für Patienten, die unter Stress oder anderen gesundheitlichen Beschwerden leiden, sondern für jedermann. Möchten wir nicht alle ein Leben führen, das von Gesundheit, Harmonie und Wohlbefinden geprägt ist? Möchten wir nicht alle ohne körperliche, seelische und geistige Beschwerden und dafür mit Leichtigkeit und Freude durchs Leben gehen? Dazu können Sie selbst beitragen! Führen Sie sich selbst durch die Ihnen angeborenen, inneren Kräfte zu einem zufriedenen und gesunden Leben! Die einzige Voraussetzung dafür ist das Bewusstsein über die energetischen Felder, die Ihnen innewohnen, und das Wissen über die Methoden, welche Sie dann aktiv in der Praxis anwenden und mit denen Sie Ihre Ziele umsetzen können! Sie können Ihr eigener Heiler oder Ihre eigene Heilerin sein!

„Die Wahrheit ist, dass in jedem von uns die Kraft liegt, alles Leiden von sich abzuwerfen und vollkommenen Frieden und Einheit zu KENNEN – jene schöne Schöpfung vollkommener Harmonie zu SEIN – wirklich MICH SELBST ERKENNEN (Mir Selbst Helfen)." – Mary Burmeister

MEDIZINISCHER HINTERGRUND

Was genau hat Jin Shin Jyutsu mit Medizin zu tun? Ist das nicht alles eher eine spirituelle Weisheit ohne Belege über medizinische Wirkungen? Ist die Anwendung der Methode und die Besserung der Symptome nicht eher ein Placebo-Effekt? Dies sind Fragen, die sich die meisten Menschen stellen, wenn sie mit der japanischen Heilmethode konfrontiert werden oder beginnen, sich näher darüber zu informieren. Auch Sie als Leserin oder Leser haben sich vermutlich schon mit diesen Fragestellungen beschäftigt. Gerade durch die oben beschriebene Geschichte der Herkunft von Jin Shin Jyutsu mag es klingen, als sei dies alles Aberglaube oder ein Mythos. Wieso sollte man sich selbst heilen können? Wenn das wirklich der Fall wäre, warum geht man dann überhaupt noch zum Arzt? Und wieso sollte ein Todsterbenskranker plötzlich ein solches Wunder erleben, nur weil er seine Hände in bestimmten Positionen gehalten hat?

Nun ja, vielleicht mag es ein bisschen wie ein Märchen klingen, aber vielleicht ist es genau das, was Jin Shin Jyutsu ausmacht. Es ist eine besondere Methode und vielleicht liegt in dem Ganzen auch ein bisschen Magie. Trotzdem gibt es weltweit mehrere tausende Menschen, die diese Kunst praktizieren, und ein breites Spektrum an Forschungen und Untersuchungen in diesem Bereich, die die positiven Effekte der Therapie beweisen konnten.

Wenn es also so hilfreich ist, wieso gehen die Menschen dann überhaupt noch zu ihrem Arzt, wenn sie krank sind? Warum gibt man dieses

Wissen nicht an jeden Einzelnen und an die nachfolgenden Generationen weiter, sodass jeder Mann, jede Frau und jedes Kind sich selbst heilen und unterstützen kann?

Die Antwort darauf ist eigentlich gar nicht so schwer: weil es sich bei Jin Shi Jyutsu nicht um Schulmedizin handelt. Schulmedizin umfasst die Therapiemethoden, die auf einer vorherigen Diagnose des Krankheitsbildes mitsamt den Symptomen des jeweiligen Patienten zur Genesung angewandt werden. Diese Behandlung erfolgt durch einen Mediziner, der seine Kenntnisse und wissenschaftlich fundiertes Wissen durch ein Studium an einer Hochschule erworben hat. Diese Medizin ist sozusagen die klassische Art, die auf verschiedenen Statistiken beruht und den Wirkmechanismus von Medikamenten und deren Wirkungen in den Fokus rückt. Das ist genau das, was wir eigentlich auch von unseren Arztbesuchen kennen. Wir gehen zu unserem Arzt, schildern ihm unsere Symptome und Beschwerden, werden untersucht und bekommen ein Medikament zur Linderung verschrieben. Jedenfalls ist das in den häufigsten Fällen so. Es kann natürlich auch sein, dass er uns nur dazu rät, unserem Körper Ruhe zu gönnen und wir einige Tage krankgeschrieben werden und uns schonen sollen. Nichtsdestotrotz steht die Schulmedizin genau aus diesen Gründen oft in der Kritik. Durch die wissenschaftliche Basis steht der Körper in dieser Medizin im Mittelpunkt und die gesundheitlichen Probleme werden isoliert voneinander betrachtet. Das Problem dabei ist, dass körperliche Beschwerden nicht immer auch körperliche Ursachen haben, da der Mensch noch aus zwei weiteren Ebenen besteht, die Sie bereits zu Beginn des Buches kennen gelernt haben, nämlich der seelischen und der geistigen.

Ein weiterer Kritikpunkt, der an dieser Stelle zu nennen ist, ist, dass die Genesung zwar möglicherweise durch den pharmazeutischen Einfluss schneller eintritt, diese aber je nach Krankheitsbild nicht von allzu langer

Dauer ist. Wenn es sich um einen Infekt handelt, ist dieser womöglich nach der Behandlung aus der Welt geschafft. Leiden Sie aber stattdessen beispielsweise an immer wiederkehrenden starken Kopfschmerzen, so wird das Medikament, das Sie einnehmen sollen, Ihnen nur bedingt einen Nutzen bringen. Pharmazeutische Mittel können in solchen Fällen nur für den Moment Abhilfe schaffen und die Schmerzen lindern, aber wollen Sie Ihr Leben lang Kopfschmerztabletten konsumieren? Die Schulmedizin behandelt an dieser Stelle nur oberflächlich und geht nicht auf die Ursache ein, von der die Kopfschmerzen herrühren. Die Gründe können sehr vielfältig sein und von verschiedenen Fehlstellungen der Wirbelsäule oder der Zähne bis hin zu psychischen Beschwerden reichen, die aber alle unentdeckt bleiben.

Ein letzter negativer Aspekt der Schulmedizin ist wohl der, dass die Medikamente fast immer Nebenwirkungen aufweisen können und dadurch Schäden an anderen Stellen des Körpers entstehen lassen. Darüber hinaus kann es bei gleichzeitiger Einnahme mehrerer Mittel zu Wechselwirkungen zwischen diesen kommen, die das Gesamtsystem des Körpers stören können. Die Methode des Jin Shin Jyutsu hingegen zählt zu den Heilverfahren. Der Fokus liegt auf dem Menschen als System mehrerer Faktoren, die zusammenwirken und unser Wohlbefinden beeinflussen. Dabei kommen zwar auch verschiedene Hilfsmittel in der Therapie zur Anwendung, jedoch weisen diese keine Nebenwirkungen auf, da es sich um die eigenen Hände und um verschiedene materielle Dinge, wie beispielsweise Massagebälle, handelt. Ein weiterer Unterschied ist, dass jeder Mensch in der Lage ist, sich das alte japanische Wissen über die energetischen Kräfte anzueignen und dieses bei sich selbst anzuwenden. Das bedeutet, man kann eine Behandlung auch unabhängig von einer außenstehenden Person durchführen. Trotzdem ist dies kein Muss, denn es gibt auch ausgebildete Heilpraktiker, die das Heilströmen für ihre Patienten durchführen können. Noch effektiver wird die Therapie natürlich durch eine Kombination aus externer Hilfe und Selbstanwendung, da die Wiederholungen dann öfter stattfinden können.

Damit möchte ich nun aber nicht die Schulmedizin verteufeln, denn sie stellt schon seit vielen Jahren eine Möglichkeit zur Genesung dar und wird weltweit angewandt. Das Schöne ist, dass sich die Schulmedizin und alternative Heilmethoden wie das Jin Shin Jyutsu nicht automatisch ausschließen. Es kann sogar von Vorteil sein, beide zu kombinieren und die Wirkmechanismen dadurch zu verstärken. Dabei kann die klassische Medizin gezielt die körperliche Ebene behandeln und die Heilkunde kann eine ganzheitliche Ergänzung bieten, in dem sie Geist und Seele mit in die Genesung einbezieht. Dadurch, dass es bei der Heilkunst eigentlich keine Nebenwirkungen gibt, kann diese ihren gesundheitlichen Zustand oder die medikamentöse Behandlung nicht verschlechtern, sondern lediglich unterstützen und verstärken. Gerade in Bereichen, in denen die Schulmedizin an ihre Grenzen stößt und den Patienten kein Ausweg hinaus aus ihrer misslichen Lage geboten wird, so wie es auch bei Meister Jiro Murai in jungen Jahren der Fall war, wenden sich viele Menschen den alternativen Methoden zu und hoffen dort auf Heilungserfolge. Dadurch gewannen diese Heilmethoden in den letzten Jahren immer mehr an Bedeutung, was sich auch an der steigenden Zahl der naturheilkundlichen Fachbereiche an Universitäten weltweit ablesen lässt. Die Forschung wird sich daher in den folgenden Jahren mit hoher Wahrscheinlichkeit immer mehr auf die Kombination von Pharmazie, Natur und Psychologie ausrichten, um neue Methoden zu entwickeln und den Patienten einen größtmöglichen Erfolg in Aussicht stellen zu können.

Abschließend kann man also sagen, dass Jin Shin Jyutsu die schulmedizinische Behandlung unterstützen und die Heilungsprozesse fördern kann, hierfür gibt es auch einige wissenschaftliche Belege. Im Folgenden möchte ich ihnen die positiven Wirkungen des Heilströmens während der ärztlichen Behandlung nennen:

- Das Strömen kann durch den freien Energiefluss den Genesungsprozess unterstützen und beschleunigen. Dies gilt insbesondere für die Heilung von Knochen, da der Nährstofftransport verbessert wird.

- Nebenwirkungen von Medikamenteneinnahmen oder Bestrahlungstherapien, welche bei Krebserkrankungen zum Einsatz kommen, können durch das Strömen gelindert werden. Grund hierfür ist der schnellere Transport und dadurch die schnellere Ausleitung der „Giftstoffe“ durch eine verbesserte Fließgeschwindigkeit des Blutes und der eigenen Kräfte.

- Sorgen und Ängste, die bereits vorhanden sind oder durch eine ärztliche Behandlung auftreten können, werden durch regelmäßiges Strömen gelindert. Die Energieströme reduzieren die Stresshormone und können das allgemeine Wohlbefinden verbessern und auch in schwierigen Situationen genutzt werden. Wenn Sie sich beispielsweise vor dem Zahnarzt fürchten, können Sie Ihr Stress- und Paniklevel bereits im Wartezimmer herunterfahren, indem Sie Ihre Finger strömen. Gerade beim Zahnarzt ist auch ein Strömen während der Behandlung denkbar.

- Bei chronischen Erkrankungen kann Jin Shin Jyutsu Erfolge erzielen, die in der Schulmedizin nicht möglich sind. Mediziner stoßen bei solchen Erkrankungen oft an die Grenzen der wissenschaftlich fundierten Therapiemethoden und lassen die Patienten meist mit der Einnahme von Medikamenten zurück, ohne dass sich deren Zustand verbessert. Es wird sozusagen nur versucht, einer Verschlechterung vorzubeugen, und der Patient bleibt auf seinem derzeitigen Gesundheitszustand. Die japanische Heilkunst könnte hier allerdings hilfreich sein und neue Alternativen und Ansichten auf die Krankheit bieten.

• Es mag anfangs vielleicht etwas verrückt klingen, aber Jin Shin Jyutsu kann auch in Notsituationen bei der Erstversorgung hilfreich sein und bis zur Ankunft eines Notarztes lebensrettende Auswirkungen haben. Auch bei leichteren Verletzungen, die an einem abgelegenen Ort geschehen, kann das Heilströmen wahre Wunder bewirken und Schmerzen lindern oder Blutungen stillen. Im weiteren Verlauf dieses Buches werden Sie solche einfachen Handgriffe für Erste-Hilfe-Behandlungen noch näher kennen lernen und durch eine ausführliche Beschreibung werden Sie diese dann auch in der Praxis anwenden können. Dies kann nicht nur für Sie, Ihre Familie und Ihre Freunde eine Bereicherung sein, sondern auch, wenn Sie in eine Situation gelangen, in der eine fremde Person dringend Hilfe benötigt.

BEZÜGE ZUR HEILKUNDE

Wie Sie gerade erfahren haben, zählt Jin Shin Jyutsu nicht zur Schulmedizin, sondern zu den alternativen Heilmethoden. Dazu gehören beispielsweise auch TCM (Traditionelle Chinesische Medizin), die Chiropraktik, die Homöopathie oder Ayurveda. Die sogenannte Naturheilkunde besteht aus einer Vielzahl solcher Verfahren, die alle das Ziel verfolgen, den Körper gänzlich ins Gleichgewicht zu bringen und ihn mit Geist und Seele zu verbinden. Je nach Therapiemethode unterscheiden sich die Arbeitsprozesse und Hilfsmittel, jedoch wird stets Wert darauf gelegt, dass keine industriell hergestellten Medikamente Einzug in die Behandlung finden. Es gibt zwar einige Methoden, die die Einnahme von gewissen Substanzen vorsehen, allerdings handelt es sich hierbei um Essenzen aus der Natur, also um Kräuter, Salze, Öle oder Ähnliches. Die körpereigenen Kräfte werden durch die Mittel und Methoden aktiviert und behandeln gezielt die Ursache der verschiedenen Symptome, statt die Beschwerden nur zu mildern oder zu unterdrücken. Die Naturheilkunde kann damit mit dem folgenden Satz ziemlich gut beschrieben werden: Heilen kann der Körper sich nur selbst.

Natürlich ist er dabei auf Hilfe angewiesen, nämlich die Ihre! Auch eine andere außenstehende Person, ein ausgebildeter Heiler beispielsweise, oder solche natürlichen Mittel können bei diesem Heilungsprozess unterstützen. Einteilen lässt sich die Heilkunde eigentlich in drei Bereiche:

1. Klassische Naturheilkunde: Diese hat eine Tradition, welche weit in der Geschichte zurückreicht. Hier stehen die fünf Elemente im Fokus des Interesses und je nach gewähltem Element lassen sich verschiedene Krankheitsbilder behandeln. Der Vorteil der klassischen Naturheilkunde ist die Verfügbarkeit der Elemente, die es zur Therapie braucht, denn diese sind uns entweder in unserem Inneren gegeben oder kostenfrei in unserer Umgebung zu finden. Gerade deshalb glauben viele Menschen, diese Methoden würden keine Wirkung zeigen, da sie einerseits kostenlos und andererseits für jeden Menschen verfügbar sind. Daher kommt oft die Frage danach auf, wieso man solche Verfahren nicht allgemein bekannter macht und den Menschen die nötigen Informationen zur Verfügung stellt. Meistens gehen die Leidenden aber einfach wie gewohnt zu ihrem Hausarzt, statt sich mit alternativen Methoden und Verfahren zu beschäftigen, welche eventuell Abhilfe schaffen könnten. Dabei wäre diese Informationsbeschaffung so einfach. Überall auf der Welt gibt es zu verschiedenen Verfahren Lehrgänge, Seminare, Workshops und dergleichen sowie jede Menge Literatur und in Zeiten der Digitalisierung natürlich auch das Internet. Nun zu den einzelnen Elementen.

Luft: Hier geht es hauptsächlich um die Atmungsorgane. Daher ist es essenziell, dass die Patienten frische und saubere Luft einatmen, am besten natürlich draußen in der Natur in Kombination mit genügend Bewegung. Außerdem kann man bewusst seine Atmung schulen und die richtigen Techniken erlernen.

Licht: Im Zusammenhang mit Luft steht natürlich auch der Faktor Licht. Insbesondere Schäden und Erkrankungen durch einen Vitamin D-Mangel lassen sich durch eine Lichttherapie verbessern. Auch wenn die Sonne nicht scheint, sollte man täglich Zeit im Freien verbringen und bei Sonnenschein auch sonnenbaden. Außerdem fördert es das allgemeine Wohlbefinden, wenn in Räumen anstelle von künstlichem Licht Tageslicht hineinscheinen kann.

Wasser: Die Anwendungsbereiche des Elementes Wasser sind sehr vielfältig, deshalb möchte ich nur einige Methoden nennen. Generell ist es wichtig, ausreichend zu trinken, am besten stilles Wasser. Dies tut dem ganzen Körper gut, da er seine Funktionen nur dann adäquat ausführen kann, wenn der Flüssigkeitshaushalt geregelt ist. Daneben spielen auch andere Maßnahmen in dieser Kategorie eine Rolle: Wechselduschen, Darmspülungen, Baden, Kneipp-Kuren und viele mehr.

Ernährung: Auch wenn dies nicht kostenlos ist, ist die Aufnahme von Nahrungsmitteln ein wesentlicher Bestandteil in unserem Alltag. Wir können selbst bestimmen, welche Nahrungsmittel wir zu uns nehmen, und dadurch unsere Gesundheit schädigen oder fördern. Man sollte sich genügend Zeit nehmen und das Essen genießen, dabei insbesondere gut Kauen, um die Verdauungsorgane nicht zu überlasten. Darüber hinaus sind auch weitere Faktoren wie der Essensrhythmus, Lebensmittelkombinationen und Fasten (Heilfasten, Basenfasten) von Bedeutung.

Bewegung: Das letzte Glied innerhalb der fünf Naturelemente bildet die Bewegung. Ohne Bewegung kann unser Körper nicht richtig arbeiten, da die Systeme nicht funktionieren, beispielsweise der Stoffwechsel. Bewegungsmangel kann sich auf allen drei Ebenen negativ auswirken und bleibende Schäden verursachen. Das Gute ist aber, dass jeder für sich seine bevorzugte Art der Bewegung wählen kann. Allem voran ist natürlich zu nennen, dass man kürzere Wege zu Fuß oder mit dem Fahrrad statt mit dem Auto zurücklegen kann. Auch das Treppensteigen anstelle des Fahrstuhls zu wählen, kann schon einige Unterschiede mit sich bringen. Im Bereich Bewegung und Sport ist wirklich alles möglich. Sie können spazieren gehen, Fußball spielen, tanzen oder im Wohnzimmer Übungen auf Ihrer Yogamatte durchführen. Werden Sie neugierig und probieren Sie auch gerne neue Sportarten aus! Die Abwechslung macht Spaß und es wird Ihnen viel einfacher fallen, sich noch häufiger zu bewegen, wenn Sie motiviert sind.

2. Naturheilkunde mit Präparaten und Programmen: Hier geht es kurz gesagt darum, den Körper zu reinigen. Durch Medikamenteneinnahme, falsche Essgewohnheiten oder einen ungesunden Lebensstil (zum Beispiel zu viel Alkohol, Rauchen usw.) kommt es dazu, dass sich Gift- und Schadstoffe in unserem Körper ablagern, und dies kann schwerwiegende Folgen für unsere Gesundheit haben. Meist werden diese schädlichen Stoffe durch eine Art Kur aus dem Körper herausgespült und danach kann der Wiederaufbau der Gesundheit beginnen. Beispiele hierfür sind Leberreinigung, Darmsanierung, Entschlackung und Entsäuerung.

3. Therapeutische Naturheilkunde: Die Verfahren in dieser Kategorie werden nicht allein durchgeführt, sondern von einem behandelnden und ausgebildeten Therapeuten auf dem spezifischen Fachgebiet. Das benötigte Wissen in diesen Behandlungsfeldern ist zu komplex, als dass man es ohne Ausbildung oder Studium erlernen könnte. Der Therapeut strebt mit seinen Heilmethoden die ganzheitliche Genesung an, indem er die Selbstheilungskräfte und die Selbstregulationsfähigkeiten des Patienten aktiviert und fördert. Das heißt, es werden sozusagen Impulse an den Körper gegeben, damit dieser beginnt, an seiner eigenen Baustelle zu arbeiten. Der Therapeut und der Patient dienen dabei nur als Übermittler, der Körper ist der eigentliche Akteur.

Nach dieser kleinen Einführung in die Heilkunde wird klar, dass Jin Shin Jyutsu eigentlich in der letzten Kategorie angesiedelt ist. Dadurch, dass man in der japanischen Heilkunst auch ohne Therapeuten seine eigenen Kräfte mit Hilfe der Hände aktivieren kann, bildet es hier jedoch eine Sonderstellung und kann auch als Selbsthilfeverfahren angesehen werden.

Exkurs: Die Chakra-Lehre

DIE CHAKREN

Die Lehre der Chakren hat einen fernöstlichen Ursprung im Hinduismus und Buddhismus und fließt meist stark in die Yogalehre mit ein. Bereits 1500 vor Christus soll es Menschen gegeben haben, die diese Lehre verfolgt und an die nachfolgenden Generationen überliefert haben, sodass sie sich von Indien aus bis in die ganze Welt verbreiten konnte.

Chakren sind sogenannte Energiezentren in unserem Körper und spiegeln unsere aktuelle Situation wider. Sie bilden sozusagen die Verbindung zwischen dem materiellen Körper und dem nichtstofflichen, geistigen Selbst. In dieser Lehre wird davon ausgegangen, dass diese Zentren bestimmte Energien aufnehmen und speichern können, darunter auch das sogenannte „Prana“, die Lebensenergie. Anders als beispielsweise bei Knochen oder Organen können diese Felder nicht genau lokalisiert werden und zählen zu unserer Aura. Das bedeutet, dass diese Energien uns umgeben und sowohl auf physischer als auch auf psychischer Ebene wirken. Die Zentren sind durch sogenannte „Nadis“ (wörtlich: Flüsse) miteinander verbunden, um die Energien weiterzuleiten. Deshalb ist es folglich auch möglich, dass durch negative Gedanken unsere Organe angegriffen werden, da die Energien sich in den Kreisläufen wechselseitig beeinflussen. In der Literatur finden sich Angaben von über 80.000 Chakren im Körper, jedoch liegt der Fokus in der Praxis eigentlich auf den 7 Hauptchakren. Diese sind entlang unserer Wirbelsäule angeordnet, wobei eines über dem Kopf seinen Platz hat und wie eine Krone auf unserem Haupt sitzt, daher auch der Name Kronenchakra. Das Wort „Chakra" bedeutet wörtlich übersetzt „Rad". Deshalb besitzen alle Hauptchakren ein entsprechend illustriertes Energierad, welches mit einer bestimmten Farbe, einer eigenen Lotusblume und einer Energieform in Verbindung gebracht wird, die spezielle Aufgaben erfüllt.

Jede dieser Farben empfängt Schwingungen auf unterschiedlichen Frequenzen, die auf Körper und Geist wirken. Es ist daher möglich, eine Farb-Therapie oder eine Farben-Meditation durchzuführen, die auf das jeweilige Energiefeld abgestimmt ist und dieses anregen und unterstützen kann. In der folgenden Abbildung sind die sieben Hauptchakren mit ihren Symbolen, Farben und Bedeutungen beziehungsweise Aufgaben sichtbar gemacht.

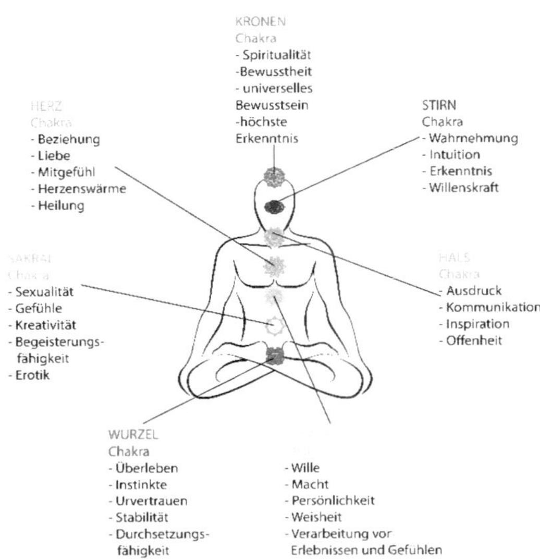

Diese Chakren sollen nun im weiteren Verlauf des Kapitels noch näher beschrieben werden. Beginnen wir daher von unten nach oben mit dem Wurzelchakra.

Wurzelchakra (in Sanskrit: Muladhara): Sofort fällt hier die rote Farbe auf, welche in der Farbtherapie für Wärme, Kraft, Lebensenergie und Leidenschaft steht. Von diesem Energiefeld, welches im Bereich unseres Steißbeines liegt, werden die Menschen geerdet, daher auch der Name. Eine Wurzel steht symbolisch für das, was eine Pflanze am Leben hält, und deshalb bildet dieses Chakra auch die Basis für alle anderen. Bei starker Ausprägung werden Mut und Lebenswille gestärkt und die Grundbedürfnisse befriedigt. Die Energie wird aus der Erde aufgenommen und an die anderen Felder weitergeleitet, welche sodann darauf aufbauend ihre Funktionen vollziehen können. Eine Besonderheit des Wurzelchakras ist das Vorkommen der Kundalini-Energie. Diese hat die Kraft, die Chakren im Körper zu öffnen und die Lebenskraft zwischen ihnen frei fließen zu lassen. Diese Energie kann mithilfe von spirituellen Anwendungen, wie beispielsweise regelmäßiger Meditation, bis hin zum höchsten Chakra gelangen und den Menschen dort zum größtmöglichen Glück und zur Erleuchtung bringen. Auf der anderen Seite kann eine Störung in diesem ersten Chakra zur Abschwächung des Immunsystems, zu Energielosigkeit und zu einer sorgenvollen Grundeinstellung führen. Neben der Meditation gibt es auch andere Möglichkeiten zur Stärkung, wozu sogar die Ernährung mit rotem Obst und Gemüse zählt.

Sakralchakra (Swadisthana): Dieses Chakra wird durch die Farbe Orange symbolisiert, die für Offenheit, Aktivität und Wärme steht, die emotionale Ebene. Durch die Position in der Bauchgegend spielen hier die tiefsten Gefühle, unsere „Bauchgefühle", eine entscheidende Rolle. Wer hier Stärken aufweist, kann seine Emotionen gut kontrollieren und gerät dadurch nicht so leicht aus der Bahn, ist ausgeglichener und geht mit mehr

Lebensfreude durch den Tag. Dieses Chakra steht im Element Wasser und lässt die Lebensenergie fließen. Darüber hinaus reguliert es die Flüssigkeitssysteme in unserem Körper und beeinflusst unsere Sexualität. Aktivieren lässt sich das Sakralchakra neben der Ernährung auch durch Bewegungsarten, bei denen dieser Bereich des Körpers im Mittelpunkt steht, beispielsweise der Bauchtanz.

Solarplexuschakra (Manipura): Im Bereich unseres Bauchnabels strahlt das Solarplexuschakra mit seiner gelben Farbe, weshalb es auch oft „Sonnengeflecht" genannt wird. Hier entspringen auch die Nadis, die die einzelnen Energiefelder miteinander verbinden und den ganzen Körper mit den nötigen Kräften versorgen. Das Element Feuer passt sehr gut, da diejenigen Menschen, bei denen dieses dritte Chakra stark ausgeprägt ist, einen großen Tatendrang aufweisen und für die Ziele, die sie in ihrem Leben erreichen wollen, „brennen". Daher lassen sich die Begriffe der Selbstverwirklichung und Persönlichkeit hier perfekt zuordnen. Zur Aktivierung dieses Chakras sind Yogaübungen oder die Arbeit mit Klangschalen und Edelsteinen sehr zu empfehlen, da in diesem Bereich unseres Körpers nicht nur die Energiekanäle und -verbindungen entspringen, sondern auch viele Nerven sitzen, welche durch solche Verfahren angeregt werden können.

Herzchakra (Anahata): In der Mitte des Brustkorbes gelegen und durch die Farbe Grün signalisiert das Herzchakra die Verbindung der drei unteren Chakren mit den drei oberen. Dadurch entsteht eine Linie zwischen den Instinkten und dem höheren Bewusstsein, also gleichzeitig die Harmonie zwischen Körper und Geist. Wie nicht anders zu erwarten, steht das Herz für die Liebe und Empathie der Menschen zu sich selbst und auch untereinander. Ein gutes und geöffnetes Herzchakra ist bei Personen zu finden, die tiefgründige Beziehungen führen und sich gerne vernetzen und in Gesellschaft sind. Störungen in diesem Chakra haben unter anderem auch Folgen für die Atmungsorgane und das Immunsystem. Zu Öffnung des Herzens bieten sich im Bereich der Ernährung grünes Blattgemüse, Kräuter und Blüten an, weiterhin viel frische Luft, beispielsweise bei einem Waldspaziergang inmitten der frischen Farbe.

Halschakra (Vishudda): Das Hals- oder Kehlkopfchakra wird mit einem hellen Blauton dargestellt, gehört zum Element Äther, wirkt beruhigend und strahlt Friedlichkeit aus. Dieses Energiefeld bezieht sich auf die Ebene der Kommunikation. Die Sprache kann sehr vieles bewegen, unter anderem können Worte die Stimmung eines Menschen maßgeblich beeinflussen und man kann damit andere Menschen zum Lachen oder in manchen Fällen auch zum Weinen bringen. Wer hier Blockaden oder Defizite hat, kann oft nicht klar ausdrücken, was er möchte, und wird von seinem Gegenüber folglich schlecht verstanden. Als hilfreiche Methoden, um das Halschakra zu öffnen, haben sich das Singen, Selbstgespräche oder befreiendes Lachen bewährt. Außerdem kann man während einer Meditation die blaue Farbe visualisieren, zum Beispiel, wenn man sich vorstellt, man würde in einen klaren, wolkenfreien Himmel schauen.

Stirnchakra (Ajina): Das „Dritte Auge“ in dunkelblau befindet sich auf Höhe unserer Stirn und damit auf der mentalen Ebene. Daher zählt dieses zum Element Geist und wirkt auf unsere Gedanken, unsere Wahrnehmung und unseren Intellekt ein. Hier machen wir uns Gedanken über die Zukunft und beginnen, unsere Ziele zu planen. Dies ist auch der Grund dafür, dass dem Stirnchakra das Element Zeit zugeordnet ist. Durch seine Lage am Kopf soll es eine Verbindung zur inneren Weisheit herstellen und uns dazu motivieren, bewusst unserer Intuition zu folgen und die Seele zu öffnen. Wenn man durch meditatives Singen oder durch bestimmte Lebensmittel dieses Chakra öffnet und stärkt, werden die Energieflüsse zum oberen und letzten Chakra frei und die Chance, zur Erleuchtung zu gelangen, steigt.

Kronenchakra (Sahasrara): Dieses wird auch Scheitelchakra genannt, da es genau über unserem Scheitel am Kopf liegt und somit nicht mehr direkt mit dem Körper verbunden ist. Es repräsentiert die göttliche Bestimmung und die erfolgreiche Kombination aus Körper und Seele. Das Kronenchakra leuchtet violett, wirkt dadurch harmonisierend und leitet uns auf dem Weg zur Glückseligkeit und der wahren Erkenntnis aller Dinge des Lebens. Im Idealfall ist es frei und geöffnet und verbindet alle unter ihm liegenden Chakren miteinander zu einem großen System. Hier fließt die spirituelle Energie, die unsere Gedanken bestimmt und uns den Glauben an uns selbst und die Welt gibt. Besonders die Meditation und die Arbeit mit bestimmten Edelsteinen und Kristallen wirken bewusstseinsfördernd und bringen Ruhe und eventuell auch die Erleuchtung, nach der sich so viele Menschen sehnen. Wenn diese höchste Stufe erreicht und all die Kräfte und Energien des Körpers im Fluss sind, kann sich innerer Frieden ausbreiten und Einblicke in den Sinn des Lebens ergeben sich. Durch diese geistige Verbindung und durch die Position wie eine Krone auf unseren Köpfen zählt das Kronenchakra zum Element des Himmels und steht sozusagen symbolisch für das Tor zur spirituellen Welt. Deshalb wurden auch Herrscher, Heilige oder andere göttliche und himmlische Figuren, wie beispielsweise Engel, immer mit einem Heiligenschein abgebildet. Dieser steht also für ein geöffnetes Kronenchakra und bildet eine Krone aus weißem Licht, welches in die Höhe strahlt. Die Öffnungen dieser Chakren befinden sich immer auf der Vorder- bzw. Rückseite des Körpers mit Ausnahme des ersten und letzten Chakras. Wurzel- und Kronenchakra sind jeweils nach oben und unten hin geöffnet, um uns mit der Erde zu verwurzeln und mit dem Himmel zu verbinden.

WAS HAT DAS MIT JIN SHIN JYUTSU ZU TUN?

Die Lehre der Chakren beinhaltet die oben genannten sieben Hauptchakren, die durch Energiekanäle miteinander verbunden sind und alle Funktionen des Körpers und des Geistes beeinflussen. Diese liegen auf einer Linie übereinander und können ihre Kräfte vereinen, um größtmögliche Glücksgefühle und andere positive Emotionen auszulösen. Solche Energiezentren sind auch im Jin Shin Jyutsu zu finden. Diese liegen im Bereich des Hauptzentralstroms, der von unserer Stirn mittig abwärts auf der Körpervorderseite und aufwärts auf der Körperrückseite verläuft. Wenn die Energie hier frei fließen kann, sind wir entspannter und gestärkt für den Tag, da sich die Lebensenergie ausbreiten kann. Diesen Lebensstrom kann man ganz einfach selbst aktivieren, am besten täglich. Wie das genau funktioniert, werden Sie im Laufe des Buches noch erfahren.

Welche Erkenntnisse kann man von den Chakren in die Praxis des Jin Shin Jyutsu einbeziehen?

Die Chakren lehren uns das, was wir bereits aus der japanischen Kunst des Strömens wissen: Körper, Geist und Seele müssen miteinander harmonieren und in Einklang stehen. Falls es zu Blockaden in den Energieströmen kommt und diese Energie nicht mehr ungehindert fließen kann, hat dies Auswirkungen auf allen Ebenen. Durch eine regelmäßige Anwendung von Verfahren in der Chakren-Lehre wie auch im Jin Shin Jyutsu können diese Störungen behoben werden.

Die Öffnung der Chakren oder das regelmäßige Heilströmen können aber auch präventiv eingesetzt werden, um solche Blockaden erst gar nicht entstehen zu lassen und das allgemeine Wohlbefinden zu fördern. Sowohl die Chakren-Lehre als auch das Jin Shin Jyutsu zeigen, dass es nicht ausreicht, nur auf körperliche Symptome zu hören und diese zu behandeln, da unser Selbst nicht nur aus dem reinen Körper besteht und mit anderen Faktoren und Systemen in Verbindung steht. Wir müssen uns bewusst werden über die einzelnen Energien und Kräfte, die unser Körper in sich trägt, und aktiv mit diesen arbeiten. Genau wie die Chakren sind auch im Jin Shin Jyutsu verschiedene Punkte für bestimmte Organe und Beschwerden zuständig und diese können gezielt behandelt werden. Auch darauf wird später noch einmal spezifischer eingegangen, wenn ich Sie an die Energieschlösser und an die Anwendung des Jin Shin Jyutsu in der Praxis heranführe.

Abschließend bleibt an dieser Stelle zu sagen, dass bei beiden Lehren die Energiearbeit im Fokus des Interesses steht und der Mensch als ganzheitliches System betrachtet wird, durch den nicht nur Blut in Blutbahnen fließt, sondern auch die Lebensenergie, die unseren ganzen Körper durchströmt und uns Kraft schenkt. Um diese Kräfte zu aktivieren, bedarf es eigentlich nur dem Bewusstsein über diese Energiefelder und -punkte sowie einiger kleiner Handgriffe und Methoden, um uns selbst zu mehr Wohlbefinden zu bringen.

Energiearbeit

Auf den feinstofflichen Ebenen innerhalb des Körpers und in unmittelbarer Nähe um ihn herum fließen in jedem Menschen Energien und Kräfte. All unsere Körperteile werden durch diese versorgt und können dadurch die Funktionen ausführen, für welche sie geschaffen wurden. Ohne diese sogenannte Lebensenergie sind wir also nicht zur Existenz fähig, denn wir brauchen sie für die Bewegung und das Denken. Außerdem fühlen wir uns ohne sie kraftlos und haben keine Motivation für die alltäglichen Dinge, sogar für Freizeitaktivitäten fühlt man sich dann nicht fit genug und möchte am liebsten den ganzen Tag im Bett verbringen, weil schon die kleinsten Bewegungen oder Aufgaben zu anstrengend erscheinen. Dass dafür dann Blockaden in den Energiefeldern oder Kanälen verantwortlich sind, ist vielen Menschen gar nicht bewusst, und sie müssen erst lernen, diese Energien zu spüren und wahrzunehmen. Dieses Unwissen ist eigentlich nicht verwunderlich, denn wir leben in einer Zeit, in der alles sehr oberflächlich betrachtet wird. Wir urteilen vorschnell über andere Menschen aufgrund ihres Aussehens, lesen Bücher nur aufgrund ihres schön gestalteten Covers und halten viel häufiger Smalltalk, als echte, lange und tiefgehende Gespräche zu führen. Umso wichtiger ist es deshalb, einmal einen Blick unter die Oberfläche zu wagen und zu erkennen, wer wir wirklich sind und welches Potenzial in uns schlummert. Denn erst, wenn wir uns dessen bewusst werden, können wir damit beginnen, unser Leben positiv zu beeinflussen und Veränderungen zu tätigen. Wussten Sie, dass Sie die Fähigkeit besitzen, sich selbst zu heilen? Oder dass die verschiedenen Ebenen sich gegenseitig beeinflussen?

Es ist unwichtig, ob Sie bereits davon wussten oder erst durch dieses Buch informiert wurden, jetzt ist es aber an der Zeit, dass Sie tiefer in die Thematik eintauchen und zum Heiler werden! Es ist wichtig, zu begreifen, dass es in der Energiearbeit um Sie selbst geht. Sie bilden den Kern, von dem alles ausgeht, ihre Authentizität, ihre Persönlichkeit, die Gedanken und Gefühle und auch die physischen Gegebenheiten. Immer dann, wenn wir erkennen, dass wir uns mit unserem Körper und unserer Seele verbinden möchten und die Bindung zwischen diesen beiden wiederaufbauen oder stärken möchten, können wir das gezielt über die Arbeit mit den Lebenskräften tun. Doch wie kann man überhaupt mit diesen Energien arbeiten, sie beeinflussen und sie für sich selbst nutzen?

Innerhalb der Energiearbeit gibt es viele Methoden, die erlernt werden können. Diese dienen dazu, sich die Kräfte bewusst zu machen, um mit ihnen und schließlich auch mit sich selbst in Kontakt treten zu dürfen. Das Ziel der Energiearbeit ist immer eine Herstellung von Balance zwischen den einzelnen Ebenen. Dies können Sie sich auch bildlich vorstellen. Denken Sie an eine Brücke, genauer gesagt an eine Hängebrücke. Auf der einen Seite stehen Sie und blicken auf den schillernden Fluss unter Ihnen und auf die hohen Bäume im tiefgrünen Wald auf der anderen Uferseite. Zu Ihrem Ziel auf der gegenüberliegenden Seite können Sie nur gelangen, wenn Sie über die Brücke laufen, welche aus mehreren aneinander-gereihten Brettern besteht. Ist eines dieser Bretter marode oder zerbrochen, können Sie vermutlich immer noch Ihren Weg gehen. Doch nach und nach werden Risse an anderen Brettern auftreten, da diese die Funktion des ersten fehlerhaften Brettes übernehmen müssen. Je mehr Teile dann kaputt gehen oder gar verschwinden, desto schwieriger wird es, die Hängebrücke überhaupt noch zu benutzen, denn sie kann nur als Einheit funktionieren. Übertragen auf Ihren Körper bedeutet das, dass kleine Mängel erst einmal ausgeglichen werden können und manchmal auch nicht direkt wahrgenommen werden. Das System leidet aber trotz allem unter dem Defizit und das macht sich irgendwann auch auf anderen Ebenen bemerkbar. Insbesondere die mentale Ebene wird oft vergessen, da die Probleme dort meistens nicht spürbar beziehungsweise sichtbar sind. Es liegt also nun an Ihnen, Ihre Blockaden zu lösen und in ein harmonisches, energiegeladenes Leben zu starten. Haben Sie nur den Mut, damit zu beginnen!

ENERGETISCHE SCHWINGUNGEN WAHRNEHMEN

Es benötigt einen gewissen Grad an Spiritualität und mentaler Kraft, um sich mit seinem tiefsten Inneren verbinden zu können. Das ist womöglich auch der Grund, wieso viele Menschen die Energiearbeit ablehnen. Sie glauben, es sei ein Mythos und eine Art Aberglaube oder Placebo-Effekt, dem die Praktizierenden folgen. Doch anders als diese Annahme ist Energiearbeit wirklich anstrengend und intensiv. Lassen Sie sich davon jetzt nicht abschrecken, denn JEDER ist dazu in der Lage, seine Selbstheilungskräfte zu aktivieren. Trotzdem passiert dies nicht von einem auf den anderen Tag und man muss aktiv etwas dafür tun. Erinnern Sie sich zurück an Meister Jiro Murai, der selbst in der schwierigsten und kritischsten Phase seines Lebens in der Lage war, die Energien wieder fließen zu lassen, und sich binnen einer Woche schon wieder lebendig fühlen konnte. Das Wichtigste ist, dass Sie Vertrauen in sich selbst und Lust haben, sich auf Ihren Körper, Ihren Geist und Ihre Seele einzulassen und mit diesen in Verbindung zu treten. Der erste Schritt dabei ist, zu spüren, dass etwas in Ihrem Leben nicht so ist, wie es sein soll beziehungsweise wie Sie es gerne hätten, das kann zum Beispiel ein allgemeines Unwohlbefinden sein.

Der nächste Schritt wäre nun, dass Sie einen Moment innehalten, zur Ruhe kommen und Ihre gesamte Aufmerksamkeit auf Ihr Inneres richten. Wo liegt der Auslöser für Ihre Beschwerden? Können Sie spüren, an welcher Stelle der Energiefluss blockiert ist?

Wenn Sie diese Stelle gefunden haben, atmen Sie tief und ruhig ein und aus. Stellen Sie sich vor, diese Blockade bröckelt wie eine alte Steinmauer mit jeder Ausatmung, die Sie tätigen. Bleiben Sie einige Minuten so ruhig und atmen Sie weiter. Nach und nach kann sich der Kanal öffnen und positive Energien können sich ihren Weg durch die Blockadentrümmer bahnen.

Natürlich ist damit die Blockade nicht sofort gelöst, denn Heilungsprozesse geschehen nicht innerhalb von wenigen Minuten, sondern dauern einige Zeit an. Trotzdem ist diese Übung verbunden mit Atmung und Achtsamkeit, schon ein kleiner Schritt in die richtige Richtung. Zudem lernen Sie, die gestörten Energiefelder wahrzunehmen, und Sie können sodann aktiv werden und verschiedene Methoden und Maßnahmen anwenden, um Ihre Kräfte zu aktivieren.

Neben den Chakren gibt es auch andere Energiefelder, die unsere Persönlichkeit ausmachen. Dazu zählt die sogenannte „Aura“, von der Sie sicherlich schon einmal gehört haben. Im Gegensatz zu den sieben Hauptchakren, die mit Ausnahme des Kronenchakras in unserem Inneren liegen, ist die Aura ein Energiefeld, welches von außen wirkt. Sie ist auch kein alleiniges großes Feld, sondern besteht aus mehreren Schichten, die für bestimmte Bereiche zuständig sind und durch unterschiedliche Farben repräsentiert werden. Die Aura ist also ein Produkt aus der Kombination von Energie- und Farbenlehre und ein sogenannter Lichtkörper, der uns umgibt. Übrigens ist diese Aura nicht nur bei Menschen vorhanden, sondern auch bei Pflanzen, Tieren und allen Gegenständen, sogar ein Apfel oder ein Felsbrocken sind im Besitz einer Aura, weil jeder Gegenstand und jedes Lebewesen auf der Welt aus Energien zusammengesetzt sind. Als Synonym wird auch oft der Begriff „Ausstrahlung" verwendet. Sicherlich kennen Sie diese Situation, wenn Sie beispielsweise auf eine Feier kommen und dort auf unbekannte Menschen treffen. Sie kommen mit diesen Leuten ins Gespräch und merken schon von Beginn an, ob diese auf der gleichen Wellenlänge sind wie Sie, Sie spüren ihre Aura und ob diese mit Ihrer eigenen kompatibel ist. Jeder kennt aber auch solche Menschen mit einer negativen Ausstrahlung. Diese sind oft schlecht gelaunt, meist sogar ohne richtigen Grund oder sie verschweigen diesen womöglich. Wenn so eine Person in einer Menschengruppe ist, entsteht meist eine gedrückte Stimmung und die anderen haben das Gefühl, nicht mehr ausgelassen und fröhlich reden zu können. Trotzdem darf man mit dieser Person nicht zu hart sein, denn vielleicht ist ihm oder ihr ihre Aura gar nicht bewusst. Die Aura wird stark durch die Chakren beeinflusst und man kann selbst aktiv seine Aura durch die Chakren-Lehre positiv beeinflussen. Wenn man jedoch von alldem nichts weiß, kann man keine Änderungen bewirken. Um die Chakren zu öffnen und gleichzeitig seine Aura zu reinigen, kann man beispielsweise Achtsamkeits-Übungen wie Meditationen durchführen oder einen intensiven Waldspaziergang machen und dort die Natur vollständig wahrnehmen und auf sich wirken lassen. Neben frischer Luft und Bewegung spielt auch bei einer gut ausgeprägten Aura die Ernährung eine große Rolle. Zudem tut es uns gut, wenn wir in Gesellschaft sind und wenn unser Wohnraum von negativen Energien befreit ist. Um sein heimisches Umfeld zu säubern, kann man die verschiedenen Räume mit Kräutern wie weißem Salbei räuchern.

Zurück zur Aura und der Farbenlehre. Farben symbolisieren immer eine gewisse Sache, können Emotionen in uns hervorrufen und Schwingungen auslösen. Im Alltag nutzen wir die Farben auch zur Kennzeichnung oder Orientierung. Die Wirkung von Farben wird vor allem im Bereich der Aura sichtbar und die Wahrnehmung dieser Wirkung kann uns helfen, eine Aura zu lesen und mit ihr zu arbeiten. Lichter und Farben tragen Energien in sich, die natürlich auch auf unseren Körper einwirken und zu den verschiedensten Reaktionen führen. Genau wie die Chakren besitzt jede Auraschicht eine bestimmte Farbe, die wir wahrnehmen können. Jeder Mensch ist in der Lage, die Auraenergie zu spüren, darunter gibt es sogar einige, die sehr empfindlich dafür sind und ganz leicht die Energien von anderen Menschen lesen können. Bereits kleine Kinder können Auren lesen und die Farben wahrnehmen, die eine Person umgeben. Das ist auch der Grund, wieso es öfter vorkommt, dass ein Baby, wenn es von einer gewissen Person gehalten wird, immer anfängt, zu schreien und zu weinen. Das bedeutet also eigentlich nur, dass es sich nicht mit dieser Person in Verbindung sieht und sie nicht um sich haben möchte.

Aus der Lebensenergie „Prana", welche durch die Hauptchakren durchfließt, setzt sich auch die Aura zusammen. Diese Energie trägt auch das Äußere in uns hinein, deshalb kann es vorkommen, dass sich unsere Aura durch ein schlimmes Ereignis zum Negativen ändert. Das Prana verläuft erst durch unseren Körper und fließt dann weiter in die spirituelle Ebene ein, die Aura, die uns umgibt. Da die Energien je nach Empfindung auf einer Skala von negativ bis positiv angesiedelt sind, schwingen sie auf unterschiedlichen Frequenzen. Durch diese differenten Schwingungen entstehen dann die Auraschichten, die alle eine andere Frequenz von Prana haben. Diese Schichten werden Körper oder „Koshas" genannt und sind nicht direkt voneinander abgrenzbar, sondern können sich auch überlagern oder miteinander verschmelzen. Deshalb ist es auch falsch, sich die

Aura wie eine Zwiebel mit mehreren Schichten vorzustellen. Diese Koshas werden von innen nach außen gelesen, was bedeutet, dass die erste Schicht diejenige ist, die dort beginnt, wo unser physischer Körper endet. Je weiter man mit jeder Schicht nach außen geht, desto feiner werden die Schwingungen und gleichzeitig wird es schwerer, diese wahrzunehmen. So individuell, wie die Menschen sind, so einzigartig ist auch die Zusammensetzung ihrer Aura, die jedoch immer im Fluss ist und sich stetig verändert. Einflussfaktoren sind beispielsweise die Biografie, die geistige Verfassung oder der aktuelle Gesundheitszustand. Im Falle einer Krankheit oder verschiedener Beschwerden sind in den Schichten auch Flecken oder andere Ungereimtheiten zu finden, wie beispielsweise eine sonderbare Umrandung oder ein unschöner Übergang zum nächsten Bereich. Wenn alle unsere Energiekörper unbeschadet sind und harmonisch nebeneinander und miteinander existieren, also wenn wir in allen Bereichen gesund sind, dann führen wir ein Leben voller Wohlbefinden und Balance. Und das ist das Ziel, das wahrscheinlich jeder Mensch verfolgt, oder? Es gilt, die Energiefelder zu stärken und nach und nach mehr von diesen Körpern auszubilden, damit die Lebenskraft überall fließen kann. Die Anzahl der Körper und Ebenen bestimmt also sozusagen unsere Lebenserfahrung sowie unser Wissen über die Welt, über uns selbst und über andere Personen.

Die Anzahl der möglichen Koshas, die man besitzen kann, liegt bei sieben, genau wie die Chakrenanzahl. Nun möchte ich Ihnen diese Energiekörper etwas näher erläutern.

1. **Ätherischer Körper:** Er liegt wie eine zweite Haut um unseren physischen Körper und ist das genaue Abbild dessen. Man nimmt damit das Leben mit all seinen Facetten wahr, sowohl positive als auch negative Dinge. Ein Negativbeispiel sind die Phantomschmerzen, die bei manchen Menschen auftreten. Der Ätherkörper bildet eine funkelnde Schicht mit einer Breite von etwa einem bis fünf Zentimetern, jedoch gibt es auch Ausnahmen bei Menschen, die sehr spirituell sind: Bei diesen kann die Breite durchaus darüber hinausgehen. Das Licht erscheint in den Tönen weiß, grau und blau, je nach Stärke des Energiefeldes. Bei einer wenig starken Ausprägung schimmert das Licht eher in einem blassen Blau und die Schicht ist eher fein. Diese Menschen sind sehr sensibel und empfindsam und haben meist nur wenig Freude an den Dingen, die sie tun. Bei einer starken Ausprägung erscheint der Ätherkörper als dicke Schicht in einem grau-blau. Diese Menschen sind gerne körperlich aktiv und treiben Sport, sind robust und genießen ihr Leben.

2. **Emotionaler Körper:** An den Ätherischen Körper schließt sich der Emotionale Körper an, der schon etwas weniger dem Umriss des physischen Körpers ähnelt. Wie der Name bereits erkennen lässt, geht es hier um die Gefühlsebene. Alle Chakrenfarben sind in dieser „Emotionswolke" enthalten und leuchten bei positiver Ausstrahlung sehr hell und klar. Wenn dies der Fall ist, besitzt der Mensch ein hohes Selbstwertgefühl, kann seine Emotionen gut ausdrücken und zulassen. Im Gegensatz dazu ist dieses Kosha bei negativ eingestellten Menschen, die mit Ängsten oder Wut zu kämpfen haben oder versuchen, ihre Gefühle so gut es ihnen möglich ist, zu unterdrücken und geheim zu halten, ganz dunkel und getrübt. Es kann sogar so aussehen, als wäre das Energiefeld befleckt oder schmutzig wie ein paar Schuhe nach einem Spaziergang im Matsch.

3. Mentaler Körper: Ausgehend vom Kopf- und Schulterbereich fließt hier eine zitronenfarbene Energie durch eine Schicht, die in etwa acht Zentimeter entfernt von unserem physischen Körper liegt. Sie kann sich bis hin zu zwanzig Zentimetern ausbreiten und beinhaltet die mentalen Fertigkeiten und Fähigkeiten ihres Trägers. Dazu zählen die Gedanken und das Wissen über die Welt. Interessant ist an dieser Stelle die Tatsache, dass bei zunehmender Konzentration die Farbe sehr viel heller wird und bei komplexen und präzisen Gedankengängen wird die äußere Form des Energiefeldes viel klarer und dieses zeigt seine Grenzen. Das bedeutet, wenn man die Fähigkeit zum Auralesen gut ausgebildet hat, ist es möglich, dass man in einem Café die anderen Menschen anhand ihrer Mentalkörper zuordnen kann. Solche, die einfach nur nett mit jemandem plaudern, werden ein deutlich dunkleres Gelb nach außen strahlen als jemand, der an seinem Laptop sitzt und mit den Gedanken in seine Bachelorarbeit vertieft ist. Man kann diese Schicht ganz bewusst stärken und natürlich auch schwächen, allein mit der Kraft der Gedanken. Wenn Sie an schöne Erlebnisse mit lieben Menschen denken, die Ihnen nahestehen, wird sich die Schicht weiten und ihre Farbe ändern. Dabei beeinflussen Sie nach allem, was Sie bisher in diesem Buch erfahren haben, auch andere Bereiche Ihres Selbst, sogar die körperliche Ebene. Wenn der Mentale Körper gut ausgeprägt ist, gewinnt dieser Mensch an Klarheit, ist ausgeglichen und hat Freude daran, neue Informationen zu erfahren, in sein bestehendes Wissensnetz zu integrieren und damit sein Allgemeinwissen und seine mentalen Fähigkeiten stetig zu erweitern. Bei starken negativen Gedanken, die über längere Zeit andauern, kann der Mentalkörper nicht mehr richtig arbeiten, er verdunkelt sich immer mehr und diese Belastungen sind irgendwann nicht mehr wirklich aufzulösen und bleiben bestehen.

Genau wie bei den drei unteren Chakren ist es auch im Bereich der Energiekörper so, dass die ersten drei eine Einheit bilden. Wenn alle gut versorgt sind, befindet sich der Träger in einem harmonischen Zustand. Wenn aber einer der Körper besonders gestärkt ist und die anderen eher schwach sind, macht sich dies im Wesen dieses Menschen bemerkbar. Ein zu starker Mentalkörper geht beispielsweise mit einer hohen Intelligenz einher, die jedoch dazu führt, dass dieser Mensch alles zu stark durchdenkt und gar nicht mehr auf sein Bauchgefühl, seine Lebenserfahrung und seinen Verstand hört.

4. Astraler Körper: Dieser ist verbunden mit dem Herzchakra und weist ebenfalls die Farben des Regenbogens auf, jedoch überwiegt die Farbe rosa. Wenn wir Liebe verspüren, ist sowohl unser Astralkörper als auch unser Herzchakra in rosa getaucht. Bei zwei sich liebenden Menschen entsteht dann sogar eine Verbindung von rosa Licht zwischen deren Herzchakren. Diese Bänder sind je nach Intensität und Tiefe der Beziehung sehr stark. Trotzdem können Sie im Falle einer Trennung auch zerreißen, was wir dann als „Trennungsschmerz" wahrnehmen. Bei schwacher Ausprägung dieses Körpers fließt die Energie nicht richtig und ist eher eine zähe Substanz, welche negative Gefühle und Schmerzen mit sich bringt. Diese Menschen leben oft isoliert und ohne Verbindung zu anderen. Eine gesunde soziale Umgebung und gute Beziehungen zu Freunden und Familie führt hingegen zu einem starken Astralkörper, gefüllt mit Selbst- und Fremdliebe.

5. Negativ ätherischer Körper: Was der Ätherkörper auf der physischen Ebene ist, ist der Ätherische Negativkörper auf der geistigen Ebene. Diese beiden sind auch eng miteinander verbunden und haben daher eine gewisse Abhängigkeit voneinander. Defizite in einem der beiden wirken sich immer auch auf den Partner aus und verlangen auch dort nach Arbeit. Wie bei einem Negativbild herrscht hier die blaue Farbe vor, weshalb dieses Energiefeld auch oft den Namen „Blaupause" trägt. Enthalten sind die gleichen Elemente wie im ersten Körper, also Organe, Chakren und Körperformen. Da wir uns aber in diesem Bereich auf der geistigen Ebene bewegen, geht es hier um ein höheres Ziel, den persönlichen Lebensplan und dessen Organisation und Strukturierung. Wenn dieses Feld stark ausgeprägt ist, kann man seinen gesetzten Zielen folgen und sich auf die Wahrheitssuche und den Sinn des Lebens begeben. Wenn der Ätherische Negativkörper nur schwach ausgebildet ist, lebt der Träger eigentlich nur in der materiellen Welt und blendet alle Gefühle und Zukunftsvisionen aus. Das führt dazu, dass man nur im Augenblick lebt, weil man sich vor allem verschließt, was in der Vergangenheit oder Zukunft liegt und dem Unbewussten, dem Geistigen und eventuell auch dem Übernatürlichen wie Träumen oder Wünschen keine Beachtung schenkt. Dass jeder einen individuellen Lebensplan und Lebenssinn hat, ist für solche Menschen unverständlich.

6. **Himmlischer Körper:** Auch diese Schicht hat wieder einen Partner, denn der Himmlische Körper ist sozusagen der Emotionalkörper, nur auf der geistigen Ebene. Hier lösen besondere Momente oder Situationen keine Emotionen in unserem Inneren, also in unserem Herzen aus, sondern in unserem geistigen Wesen, in unserer Seele. Wenn man in solch höhere Emotionsebenen gelangt, fühlt man sich mit allen Wesen und dem ganzen Universum verbunden und man findet eine Art spirituelle Ruhe und tiefes Glück. Das Vertrauen in das Selbst und in Gott ist bei einer dicken Schicht sehr ausgeprägt. Durch Meditationen kann dieser Zustand noch bestärkt werden und man kann sich auf seine eigene Intuition konzentrieren und von der äußeren Kontrolle loskommen. Wenn der Himmlische Körper nur eine schwache Schicht ist, ist der Träger nicht in der

Lage, über die reale und materielle Welt hinaus zu denken. Seine Gedanken und Vorstellungen sind sehr begrenzt und können die spirituelle und fantasievolle Welt erst gar nicht erreichen. Es ist also wichtig, eine Balance zu finden, denn wer nur in der spirituellen Welt lebt, nimmt die physischen Geschehnisse nicht mehr wahr und ist sozusagen immer „abwesend“. Auch dieses Energiefeld beinhaltet wieder alle Chakren und Farben, die jedoch eher in Pastelltönen und mit einem silbernen Schimmer erscheinen. Wenn die spirituelle Energie fließt, strahlen helle Lichter vom physischen Körper bis in den himmlischen Körper und hüllen den Menschen in einen hellen Glanz.

7. **Kausaler / Ketherischer Körper:** Wie nicht anders zu erwarten, ist der Kausalkörper das Gegenstück zum Mentalkörper und bildet das letzte Kosha. Die Umrisse des physischen Körpers sind hier nicht mehr zu erkennen und der Ketherische Körper liegt um die anderen Schichten herum wie ein Ei, das „Aura-Ei“. Er pulsiert auf einer sehr hohen Frequenz, erscheint in einer goldenen Farbe und repräsentiert das Vertrauen in die eignen Kräfte und in die Kraft Gottes. Diese Schicht schützt alle darunter liegenden Schichten und kontrolliert den Energiefluss zwischen der Außenwelt und der Innenwelt. Wer diesen Körper besitzt, sieht die Welt ohne Vorurteile und tätigt keine vorschnellen Bewertungen. Zudem kommt der Träger zu der Erkenntnis, dass das ganze Leben aus Erfahrungen und innerlichen Kräften und Energien besteht. In dieser Schicht sind alle körperlichen, geistigen und seelischen Faktoren miteinander durch das goldene Licht verbunden und sie bilden zusammen ein kleines Puzzleteil in der gesamten Welt, in der alle Menschen, Lebewesen und Gegenstände miteinander in Einklang sind. Da dies die höchste aller Ebenen ist, findet man eine Art schöpferischen Instinkt und die ersehnte Erkenntnis nach Wissen über sich selbst und die Welt, wenn dieser Kausalkörper stark ist. Bei einer

schwachen Ausprägung gelingt der Glaube an Spiritualität und ein höheres Wesen sowie an individuelle Lebenspläne und -wege nicht und man sieht durch die verschwommenen und trüben goldenen Linien den Sinn des eigenen Lebens nicht beziehungsweise man kann nicht verstehen, welchen Zweck man für die Gesellschaft erfüllt.

Zusammenfassend kann man also sagen, dass man anhand der Aura den aktuellen Gemütszustand einer Person sehr gut ablesen kann. Trotzdem gibt es eine Grundtendenz zu einer bestimmten Farbe, die die Aura und somit die Persönlichkeit des Menschen prägt. Innerhalb der Farben, die als Lichtstrahlen um unseren Körper scheinen, gibt es dann wiederum auch verschiedene Nuancen, dunkle Flecken weisen beispielsweise auf Blockaden oder Defizite hin. Im Folgenden sind die Farben noch einmal aufgeführt mit ihrer Verbindung zu den Chakren.

- Braun: Stabile Verbindung mit der Materie, Erdung, Kräftigung (Fuß-Chakra)
- Rot: Kraft, Aktivität und Energie (Wurzel-Chakra)
- Orange: Sexuelle Energie, Kreativität (Sexual-Chakra)
- Gelb: Präsenz, Klarheit, Mittelpunkt (Solarplexus-Chakra)
- Rosa: Süße, Liebe, Weichheit (Herz-Chakra)
- Grün: Harmonie, Heilung, Ausgeglichenheit und Entspannung (Herz-Chakra)
- Hellblau: Schutz, Macht der Wörter, Kommunikation (Hals-Chakra)
- Dunkelblau: Intuition, Medialität (Stirn-Chakra)
- Lila: Verbindung mit dem höheren Selbst, Spiritualität (Kronen-Chakra)
- Gold: Göttliches, Schöpferkraft, Erleuchtung (Schöpfer-Chakra)

Eine genauere Einführung würde den Rahmen dieses Buches sprengen, jedoch sollte dies als Überblick erst einmal genügen. Wenn Sie sich weiter mit dem Thema Farbenlehre und Aura-Sehen beschäftigen möchten, dann nur zu! Es wird Ihnen sicherlich positive Effekte für Ihren Lebensweg bringen!

Übrigens trägt jeder von uns die Fähigkeit in sich, Auren zu lesen, jedoch erfordert es einiges an Übung, je nachdem, wie sensibel man für diese Aufgabe ist. Die meisten Menschen können aber bereits die erste Schicht, also den Ätherischen Körper, erkennen, wenn sie sich auf das Auralesen einlassen.

DIE EIGENE WAHRNEHMUNG SCHÄRFEN

Gerade in der heutigen Welt mit den Massenmedien und einer gewissen Schnelllebigkeit stehen die Menschen häufig unter Stress. Richtig gefährlich wird es dabei, wenn sie dies nicht bemerken und sich deshalb auch keine Entspannung gönnen. Diese Menschen rutschen immer tiefer hinein in eine Art Teufelskreis, der schlimme Auswirkungen, wie beispielsweise das Burnout-Syndrom, haben kann. Deshalb ist es besonders wichtig, seine Achtsamkeit zu schulen, eine Praxis, welche durch Meditation und Yoga immer mehr an Bedeutung gewinnt und glücklicherweise zunehmend praktiziert wird. Doch was ist das genau?

Achtsamkeit bedeutet eigentlich nichts anderes als bewusste Wahrnehmung. Hierbei geht es sowohl um Gegenstände als auch um Emotionen, Körperpartien oder die uns umgebende Umwelt. Ein häufiger Fehler ist der, dass man völlig versteift auf ein bestimmtes Ziel und dabei mit einem totalen Tunnelblick durch sein Leben geht, ohne auf innere Faktoren und äußere Umstände zu achten. Es wird alles so lange ausgeblendet, bis das Ziel erreicht ist. Und dann? Wenn Sie etwas geschafft haben, nehmen Sie sich dann Zeit, achtsam zu sein? Wahrscheinlich nicht, denn dann steht schon wieder das nächste Projekt vor der Tür.

Ein Mangel an Achtsamkeit führt dazu, dass Menschen unglücklich, unzufrieden und gestresst sind. Sie sind geplagt von Problemen und negativen Gedanken. Und wie Sie nun bereits aus diesem Buch mitnehmen konnten, wirken sich solche Schwierigkeiten auf alle Ebenen aus und folglich geht es uns schlecht. Doch das können Sie ganz einfach verhindern beziehungsweise verändern! Sie können Ihrem Gehirn dazu verhelfen, positive Dinge zu realisieren und über diese nachzudenken, statt sich mit negativen Gedanken herumzuschlagen. Der Schlüssel zu Ihrem Glück lautet: Achtsamkeit.

Deshalb möchte ich Ihnen nun ein paar ganz einfache Übungen vorstellen, mit welchen Sie Ihre Achtsamkeit trainieren können, und Sie werden schon nach kurzer Zeit die positiven Effekte bemerken!

Die kleinen Dinge im Leben

Die wohl einfachste Übung besteht darin, einfach einmal zu schauen, was so um Sie herum existiert und geschieht. Nehmen wir einmal an, Sie würden einen Spaziergang durch den Wald machen. Dabei können Sie Ihre Achtsamkeit perfekt schulen, denn die Natur hat einiges zu bieten! Betrachten Sie einmal ganz genau die Blätter an den Bäumen, wie diese im Wind wehen und welche Geräusche dabei entstehen. Nehmen Sie den weichen Waldboden unter Ihren Füßen wahr und sehen Sie den kleinen Käfern zu, die an Ihren Schuhen vorbei krabbeln. Je mehr Sinne an der Übung beteiligt sind, desto intensiver ist das Erlebnis. Berühren Sie die Baumrinde, riechen Sie an den Blumen und vielleicht finden Sie auch das ein oder andere, das Sie essen können, eine Walderdbeere zum Beispiel. Nehmen Sie sich in dieser wundervollen Umwelt wahr und Sie werden merken, wie Sie gleich viel entspannter werden. Bezogen auf den Wald ist dies übrigens zu einem neuen Trend geworden, der sich „Waldbaden“

nennt. Aber auch an jedem anderen Ort können Sie diese Übung durchführen, sogar, wenn Sie an der Ampel stehen und warten, bis diese die Farbe wechselt. Es gibt immer eine Kleinigkeit, die Sie bestaunen können!

Atmung

Eine weitere ganz simple Übung betrifft unser Atmungsorgan, die Lunge. Da die Atmung automatisiert abläuft, neigen wir dazu, falsch zu atmen. Dieses „Falsche“ kann sehr vielseitig sein, vielleicht zu schnell, zu langsam, zu unregelmäßig und so weiter. Und dabei ist die Atmung für unsere Gesundheit ein solch wichtiger Faktor. Kein Wunder also, dass gerade im Yoga und in meditativen Praktiken sehr viel Wert darauf gelegt wird, dies richtig auszuführen. Es gibt beispielsweise auch spezielle Atmungs-Meditationen und Workshops, in denen man die richtige Vorgehensweise erlernen kann. Meist wissen die Menschen gar nicht, dass sie falsch atmen, bis sie sich einmal darauf konzentrieren und das Ein- und Ausatmen bewusst wahrnehmen. Beobachten Sie doch selbst einmal jetzt in diesem Moment, wie Sie atmen. Fühlt sich das regelmäßig an? Gibt es vielleicht eine Blockade, die den Luftstrom nicht gänzlich durchlässt? Atmen Sie eher oberflächlich? Um ganz schnell zu mehr Ruhe und Gelassenheit zu kommen und sich damit etwas Gutes zu tun, können Sie ganz einfach folgende Schritte ausführen:

1.) Atmen Sie tief durch die Nase ein und zählen Sie dabei langsam bis fünf.
2.) Versuchen Sie nun, genau so lange durch den Mund auszuatmen.
3.) Versuchen Sie jetzt, ganz bewusst den Atem wahrzunehmen. Spüren Sie, wie er etwas kühler in Sie einströmt und etwas wärmer Ihren Körper wieder verlässt.
4.) Konzentrieren Sie sich in der nächsten Zeit ganz auf diese bewusste Atmung und lassen Sie alles um sich herum einfach geschehen.

Am besten ist es natürlich, diese kleine Übung mehrmals am Tag einzubauen. Das ist auch nicht schwer, denn es wird kein Material dazu benötigt und die Dauer bestimmen Sie selbst, genauso wie den Ort. Es ist völlig egal, ob Sie es am Morgen vor dem Frühstück am Tisch durchführen oder im Auto, wenn Sie an der Ampel stehen. Für so eine kurze (oder nach Belieben auch längere) Übung ist in jedem Fall Zeit, es gibt keine Ausreden, die Achtsamkeit nicht zu schulen!

Den eigenen Körper wahrnehmen

Sie haben nun schon viele Methoden gehört, die unsere Gesundheit verbessern, unsere Lebensenergie steigern und unsere Emotionen positiv beeinflussen. Doch woher weiß man, wo man überhaupt anfangen soll? Kennen Sie sich selbst und Ihren eigenen Körper? Meistens achten wir nur auf die negativen Signale unseres Körpers, beispielsweise, wenn wir krank sind. Aber wie fühlt sich unser Inneres an, wenn es uns gut geht? Spüren Sie in sich hinein und nehmen Sie Ihren Körper einmal ganz bewusst wahr. Es ist völlig egal, ob Sie dies im Sitzen, Stehen oder Liegen tun:

1. Die Wirbelsäule sollte gerade sein. Sie können die Augen offenhalten oder schließen.
2. Legen Sie den Fokus zunächst auf ein Körperteil Ihrer Wahl und bleiben Sie mit den Gedanken dort für ein bis zwei Minuten. Bewegen Sie diesen Teil in verschiedene Richtungen, wie fühlt sich das an? Fällt es Ihnen leicht oder gibt es eine Blockade? Welche Muskeln und Knochen müssen für diese Bewegung arbeiten?
3. Nun konzentrieren Sie sich auf Ihren gesamten Körper und dessen Haltung. Wie ist Ihre Haltung? Welche Muskeln sind gerade angespannt und welche sind entspannt?
4. Zum Abschluss können Sie einmal Ihren ganzen Körper analysieren. Dazu „scannen" Sie von ganz oben bis nach ganz unten und gehen alle

Körperteile durch. Beginnen Sie an Ihrem Haaransatz und arbeiten Sie sich dann ganz hinunter bis zu den Zehen. Spüren Sie in jeden Körperteil kurz hinein und nehmen Sie diesen bewusst wahr.

5. Bevor Sie wieder zu sich kommen und die Übung beenden, tun Sie das, was Ihrem Körper guttut. Strecken Sie sich, schütteln Sie Ihre Gliedmaßen aus, was auch immer Sie möchten. Dann kehren Sie in Ihren Alltag zurück.

Es gibt natürlich noch viele andere Übungen, aber diese drei werden schon einen enormen Unterschied machen, wenn Sie diese regelmäßig, am besten täglich, durchführen. Sie können beispielsweise auch achtsamer essen, bewusst für eine bestimmte Zeit auf elektronische Geräte verzichten und vieles mehr. Ich wünsche Ihnen viel Spaß dabei!

Durch eine verbesserte Achtsamkeit erleben die Praktizierenden weniger Stress beziehungsweise sie können, falls dieser auftritt, besser damit umgehen, nehmen die Gedanken und Gefühle von sich selbst und von anderen Menschen besser wahr, können sich besser konzentrieren, ihren Fokus auf ein bestimmtes Ziel richten und dadurch ihr Leben positiv beeinflussen. Es wurde sogar wissenschaftlich belegt, dass mehr Achtsamkeit, insbesondere in Bezug auf den eigenen Körper, nicht nur zu Entspannung, sondern auch zu einer Beschleunigung von Heilungsprozessen führt.

DAS POSITIVE VISUALISIEREN

Ein weiterer Bestandteil der Energiearbeit ist die Visualisierung. Wenn wir versuchen, unsere Wünsche und Ziele in unserem Kopf mit Bildern darzustellen und diese mit unseren Emotionen zu verknüpfen, hat dies enorme Auswirkungen auf unseren Gemütszustand und auf unsere allgemeine Gesundheit. Visualisierung hat nichts mit Fantasie zu tun, sondern ist eine Art mentales Training und erfordert Arbeit. Je mehr Übung Sie darin haben, desto leichter wird es Ihnen fallen, diese Bilder entstehen zu lassen. Die wichtigste Regel lautet natürlich: Visualisieren Sie nur das Positive! Denn wie Sie bereits gelernt haben, beeinflussen negative Gedanken und Gefühle Ihr ganzes System, auch auf der körperlichen Ebene. Wenn Sie also Angst haben vor einer bestimmten Situation, sei es eine Prüfung oder ein Vorstellungsgespräch, dann machen Sie auf keinen Fall den Fehler und stellen sich diese mit Bildern in Ihrem Kopf so vor, wie sie im schlimmsten Fall sein könnte. Tun Sie genau das Gegenteil!

1. Suchen Sie sich einen ruhigen Ort, legen Sie sich vielleicht am Abend in Ihr Bett und schließen Sie die Augen.
2. Malen Sie sich nun die Situation, mit der Sie sich beschäftigen wollen, in Ihrem Kopf nach Ihren Wünschen aus. Das kann alles Mögliche sein, Ihrem Denken sind keine Grenzen gesetzt. Sie können auch ein Ziel visualisieren, das noch weit in der Ferne liegt, oder einfach eine Situation, die bereits am nächsten Tag geschehen wird.
3. Spüren Sie nun in sich hinein, welche Emotion empfinden Sie? Vielleicht fühlen Sie sich erleichtert, frei oder entspannt. Genießen Sie diesen Moment und tauchen Sie immer tiefer ein in dieses Bild.
4. Wenn Sie das Gefühl haben, dass Sie lange genug visualisiert haben, öffnen Sie langsam die Augen und bleiben Sie noch einen Moment in der Position, um noch einmal nachzuspüren. Wie schön wäre es, wenn es genau so eintritt?

Neben dieser einfachen Übung können Sie aber auch mit Musik oder Meditationen visualisieren. Es gibt spezielle geführte Meditationen, in denen Sie aufgefordert werden, zu verschiedenen Themen etwas zu visualisieren, zum Beispiel die Entwicklung der eigenen Persönlichkeit wie das Wachstum einer Blume, die zum Schluss der Meditation dann erblüht.

Positive Visualisierungsübungen können Sie eigentlich zu jeder Zeit durchführen, allerdings eignet sich der Abend sehr gut. Sich kurz vor dem Schlafen noch einmal mit solch positiven Gefühlen und Gedanken zu beschäftigen, kann förderlich für Ihren Schlaf sein. Diese Emotionen werden nämlich meistens im Schlaf noch einmal verarbeitet, sorgen für gute Träume und werden in unserem Unterbewusstsein gespeichert.

Bezug zur Traditionellen Chinesischen Medizin

Da wir uns im Bereich des Jin Shin Jyutsu in der asiatischen Heilkunst befinden, soll nun auch die Verbindung zur Traditionellen Chinesischen Medizin (TCM) vorgestellt werden. Generell kann man sagen, dass sich die östlichen Heilmethoden doch sehr von den uns bekannten, westlichen unterscheiden. Wie bereits mehrfach erwähnt, betrachtet die östliche Medizin genau wie die Naturheilkunde den Menschen als ganzheitliches System, das nur dann funktionieren kann, wenn alle Bestandteile in einer harmonischen Gemeinschaft existieren.

ANSATZ

Die Traditionelle Chinesische Medizin ist nicht eine einzige Methode, sondern ein System aus den berühmten 5 Säulen: Akupunktur, Kräuterheilkunde, Tuina, Ernährung und Koordinationsübungen. Jede dieser Säulen bietet vertiefte Behandlungsmethoden, welche einzeln oder in Verbindung mit anderen Säulen durchgeführt werden können. Zudem ist anzumerken, dass die TCM genau wie die Lehre des Jin Shin Jyutsu auch mit der Schulmedizin kombiniert werden kann. Daher wird ein großes Feld an möglichen Heilungsverfahren geboten und die Patienten bekommen die Möglichkeit, ihren Heilungsprozess auf mehreren Ebenen gleichzeitig voranzutreiben.

Genau wie die Lehre des Heilströmens im Jin Shin Jyutsu waren auch die Verfahren der Traditionellen Chinesischen Medizin durch die zunehmende Bedeutung der Wissenschaft und Technisierung lange in Vergessenheit geraten. Auch in China machte sich die westliche Medizin breit, die Menschen wurden immer mehr mit der Schulmedizin und ihren medikamentösen Behandlungsmethoden vertraut gemacht und fingen an, diese in ihr Leben zu integrieren. Die Wurzeln der Heilkunde des TCM soll aber weit zurückreichen, manche Forscher sprechen von bis zu 6.000 Jahren. Irgendwann erkannten einige Mediziner, Gelehrte und auch Patienten selbst, dass die Schulmedizin ihre Grenzen aufweist, und glaubten, es müsse weitere Möglichkeiten geben, um die Kranken von ihren Leiden zu befreien und wieder in ein gesundes Leben leiten zu können. Die Rückführung auf die traditionellen Heilmethoden haben wir Mao Zedong zu verdanken.

Mao Zedong wurde im Dezember 1893 in eine bäuerliche Familie hineingeboren und schon in jungen Jahren mit den Auswirkungen der chinesischen Regierung auf die Menschen konfrontiert. Er wusste, wie es war, manchmal Hunger leiden zu müssen oder nicht genügend Ersparnisse zu haben. Das chinesische Kaiserreich wurde stark von außen bedrängt und ausgebeutet, weshalb sich viele Chinesen auf Seiten von kommunistischen Parteien wiederfanden, so auch Mao. Diese mussten sich jedoch hüten und flüchten, ihr Weg war der „Lange Marsch“ Im Jahre 1934. Viele wurden dabei getötet, doch Mao Zedong konnte sich und viele andere schützen und übernahm eine Art Führungsrolle. Als die Kommunisten dann in China die Regierung übernahmen, wurde Mao zum Helden des Landes, weil er gegen die Unterdrückung und für mehr Gerechtigkeit einstehen wollte. Im Laufe seiner Amtszeit veränderte er sich und wurde nach und nach zu einem korrupten Herrscher. Diese Informationen sollen an der Stelle ausreichen. Trotz der starken Kritik an seiner Herrschaft muss man ihm für eine Sache dankbar sein: Er ordnete an, die chinesische Heilkunst als nationale Wichtigkeit anzusehen und diese wieder in die Kultur aufzunehmen. So wollte er allen Menschen einen Zugang zu Gesundheit zu bieten. Dies sollte mithilfe weiterer intensiver Forschung und Verbesserung ermöglicht werden. Das einzige Problem dabei war, dass er die spirituellen und philosophischen Ansätze der TCM verspottete und diese deshalb verbat. Glücklicherweise ist dies heutzutage nicht mehr der Fall und die Traditionelle Chinesische Medizin wird mit all ihren Facetten gelehrt und von Menschen weltweit praktiziert und dankend angenommen. Insbesondere die Akupunktur zählt als sehr beliebtes Element und wird durch seine positiven Effekte hochgeschätzt.

Wie bereits erwähnt basiert die Traditionelle Chinesische Medizin auch auf Spiritualität und Philosophie. Im Bereich der Philosophie ist sie im Taoismus und Konfuzianismus beheimatet, welche das Bestreben nach einem Glückszustand haben. Dieses Glück existiert genau dann, wenn zwischen der Natur und dem Menschen durch eine ausgeglichene Lebensweise ein harmonisches Band entsteht. Wie bei den anderen alternativen Heilmethoden auch, wird der Mensch als ganzheitliches System gesehen, welches durch Energieflüsse und Kräfte zusammengehalten wird. Ein Mensch ist also nur dann gesund, wenn die Energien frei fließen können und die körperliche, seelische und geistige Ebene gleichermaßen mit Lebenskraft versorgt werden. Dabei spielen insbesondere die Lehre von Yin und Yang sowie das Qi eine bedeutende Rolle. Zum Qi werden Sie im nächsten Unterkapitel noch weitere Informationen erhalten.

Yin und Yang

Das Gegensatzpaar, welches wahrscheinlich jeder kennt. Oft werden Yin und Yang auch als Schmuckstück getragen, jedoch wissen die meisten Menschen nicht, was genau dieses Symbol bedeutet. Wenn Sie an das Symbol denken, wird Ihnen wahrscheinlich das schwarze Yin, die „Schattenseite" in der Farbe schwarz, und Yang, die „Sonnenseite" in der Farbe weiß, in den Sinn kommen. Diese beiden verschmelzen zu einem Kreis und tragen beide in ihrem Inneren einen Punkt der jeweils anderen Farbe. Die beiden Elemente stehen dabei sozusagen für das höchste Ziel der Traditionellen Chinesischen Medizin – die perfekte Balance. Die Gegensätze ergänzen sich perfekt und können jeweils nur durch die Anwesenheit des anderen existieren.

Yin Yang-Energien	
Yin	**Yang**
Dunkel	Hell
Erde	Himmel
Weiblich	Männlich
Passiv	Aktiv

Yin Yang-Energien	
Tiger	Drachen
Nach unten	Nach oben
Nördlich	Südlich
Wasser	Feuer
Winter	Sommer
Schatten	Licht
Täler	Berge
gerade Zahlen	ungerade Zahlen
Mond	Sonne
Kälte	Wärme
Tod	Leben

Wenn ein Ungleichgewicht zwischen den beiden herrscht, führt dies zu Problemen. Durch die chinesische Heilmethode versucht man dann, die Balance wiederherzustellen. Beispielsweise kann ein Überschuss an Yang zu Fieber führen, da dieses Element sehr stark mit Wärme, Hitze und der Sonne in Verbindung gebracht wird. Das Ungleichgewicht kann verschiedene Ursprünge haben, dazu zählen zum Beispiel auch eine falsche Ernährung, angeborene Gene oder die momentane Gefühls- und Emotionslage der betroffenen Person. Außerdem spielen auch externe Einflussfaktoren wie die Umwelt, sei es die aktuelle Wetterlage oder das familiäre und soziale Umfeld, eine entscheidende Rolle.

Es ist wichtig, sich der Dynamik von Yin und Yang bewusst zu sein, denn die beiden sind nicht statisch und können sich stets ändern und einander beeinflussen. An dieser Stelle möchte ich anhand eines Zitates von Giovanni Maciocia deutlich machen, wie wichtig diese Symbolik in der Traditionellen Chinesischen Medizin ist:

„Wir können sagen, daß die ganze Chinesische Medizin, ihre Physiologie, Pathologie, ihre Diagnose und Behandlungsmethoden auf die zugrunde liegende fundamentale Theorie von Yin und Yang zurückgeführt werden können. Jeder physiologische Vorgang, jedes Symptom und jedes Krankheitszeichen kann im Licht der Yin-Yang-Theorie analysiert werden. Letztlich zielt jede Behandlungsmaßnahme auf eine der vier folgenden Strategien ab:

- das Yang stärken
- das Yin stärken
- Yang-Fülle beseitigen
- Yin-Fülle beseitigen

Wir können sagen, daß es keine chinesische Medizin ohne Yin-Yang gibt."

DAS QI

„Qi ist die Basis des Menschen" – Nanjing

Übersetzt mit „Lebensenergie" bildet das Qi einen wesentlichen Bestandteil der Traditionellen Chinesischen Medizin. Auch hier bemerkt man wieder die unterschiedliche Sichtweise auf den Menschen beziehungsweise den Patienten in der östlichen Kultur. Genau wie im Jin Shin Jyutsu oder den spirituellen Praktiken der Meditation und des Yogas ist der Mensch ein System, dessen Einzelteile nur dann zur gänzlichen Gesundheit beitragen können, wenn alles funktioniert und die Energie im Fluss ist. Für die Menschen im Westen ist es wahrscheinlich deshalb oft schwer, an diese Theorien und die medizinischen Erfolge der Behandlungen zu glauben, weil sie die Existenz eines solchen Energieflusses gänzlich ablehnen. Sie begründen es damit, dass er nicht sichtbar oder messbar ist und deshalb auch keinerlei Einfluss auf unsere Gesundheit haben kann, denn etwas, das nicht sichtbar ist, existiert nicht.

Dass solche Energien tatsächlich durch den Körper verlaufen, ist zwar nicht erwiesen, jedoch gründen die alternativen Heilmethoden darauf und sie zeigen ihre Wirkung. Wer diesen also eine Chance gibt, der gibt auch seinem Körper die Chance zur Heilung.

Generell gibt es zwar nur ein Qi, doch dieses tritt in verschiedenen Formen auf:

1. Himmlisches Qi (die Energie, die wir über unsere Atmung aus der Luft aufnehmen)
2. Nahrungs-Qi (die Energie, die wird durch das Essen von gesunden Nahrungsmitteln aufnehmen)
3. Ursprungs-Qi (die Energie, die seit Anbeginn unseres Lebens durch uns fließt, weil sie uns durch die Vererbung mitgegeben wurde)

Daneben haben die einzelnen Organe ihr eigenes Qi, das dort produziert und durch den Körper geleitet wird, je nach Funktion des Organs. So gibt es zum Beispiel auch das „Leber-Qi“. Die Chinesen sehen die Wichtigkeit des Energieflusses in ihrem Leben und nutzen das Qi nicht nur zur Behandlung von Krankheiten, sondern auch zur Vorbeugung dieser. Deshalb ist diese Lebensenergie und deren Mobilisation auch in verschiedenen Sportarten wie dem Qi Gong oder Tai Chi Quan ein wichtiger Themenbereich, auf dem die Bewegungsabläufe beruhen. Das Qi kann nur dann ungehemmt fließen, wenn Yin und Yang im Gleichgewicht sind, die beiden Kräfte, die im dynamischen Miteinander über unseren Körper bestimmen.

Trotz des Glaubens mancher Menschen, dass es keine solchen Energien im Körper gibt, haben Mediziner insgesamt zwölf Meridiane ausfindig gemacht, also sogenannte Leitbahnen, die unseren Körper durchziehen und durch welche das Qi fließt und alle Körperteile mit neuer Energie versorgen kann. Das Qi fließt ständig durch diese Bahnen und wird nur durch Blockaden manchmal in seinem Fluss gehindert. Jedoch gibt es abhängig von der Tageszeit bestimmte Zeitpunkte, in denen ein Organ besonders viel Energie abbekommt und folglich auf Hochtouren arbeiten kann. Diese Aktivität ist an der Organuhr abzulesen, welche im Zwei-Stunden-Takt schlägt. Das Besondere daran ist, dass es auch Beschwerden gibt, die zu einer bestimmten Tages- oder Nachtzeit auftreten. Die behandelnden Ärzte haben dann so schon einmal einen Anhaltspunkt dafür, welches Organ vielleicht betroffen sein könnte. Daraufhin können sie eine Untersuchung durchführen sowie eine Therapie aufbauen. Allgemein bekannt ist die Theorie, dass eine Blockade des Qi sich auf unseren Körper, unseren Geist und unsere Seele auswirkt und Yin und Yang ins Ungleichgewicht bringt.

Das ist auch nicht verwunderlich, denn die Lebensenergie sorgt dafür, dass alle Muskeln und Knochen mit Kraft versorgt werden, um ihre

Funktionen und Aufgaben zu erfüllen. Daneben bestimmt es das psychische Wohlbefinden und bietet dem Körper eine Art Schutzfunktion gegen äußere Einflüsse, wie Wetterfaktoren oder ansteckende Erkrankungen. Die chinesische Medizin ist also darauf ausgerichtet, den Fluss des Qi wiederherzustellen, wenn dies nicht gelingt und auf Dauer immer mehr Blockaden entstehen, dann stoppt das System die Qi-Gewinnung, was letztendlich zum Tod des Menschen führt. Das ist natürlich nur das schlimmste Szenario und geschieht auch nicht von heute auf morgen. Außerdem ist das nur dann der Fall, wenn das Ursprungs-Qi, also das angeborene Qi versagt, denn dieses kann auch der Mediziner nicht wieder lebendig werden lassen. Ein Beispiel dafür ist es, wenn die Atmung versagt und der Mensch dadurch keine Luft mehr bekommt.

ALLES KOMMT IN FLUSS

Das höchste Ziel der östlichen Heilmethoden und daher auch der Traditionellen Chinesischen Medizin ist also, den Energiefluss stets aufrecht zu erhalten und Blockaden, wenn möglich, direkt zu lösen, sodass keine Langzeitschädigungen entstehen. Zu einer gesunden Lebensweise zählen laut den chinesischen Ärzten insbesondere die Faktoren Schlaf, Ernährung und Jahreszeiten. Wenn Sie Ihre Lebensweise an diese drei Bereiche gut anpassen, können möglicherweise sogar chronische Krankheiten vermieden werden.

Schlaf

Über die meiste Energie soll der Mensch am Morgen verfügen, daher ist es äußerst wichtig, früh aufzustehen (immer zur gleichen Zeit) und mit einigen Gymnastikübungen sowie einem Spaziergang in der Natur, oder zumindest an der frischen Luft, in den Tag zu starten. Erst dann sollten Sie Ihr Frühstück zu sich nehmen. Was den Schlaf betrifft, braucht man in den Frühlings- und Sommermonaten generell ein bisschen weniger und die Einschlafzeit darf sich nach hinten verschieben. Koffein oder Nikotin sollten vor dem zu Bett gehen gemieden werden und idealerweise sollte man sich in einen Zustand der Entspannung bringen, zum Beispiel durch Meditation.

Ernährung

Die Ernährung sollte natürlich auf einer gesunden Basis aufbauen mit Lebensmitteln, die dem Körper nicht schaden und ihm Kraft und Energie schenken. Da die Ernährung auch eine der Säulen der TCM ist, werde ich darauf noch näher eingehen. Aber auch diese ist eng mit den Jahreszeiten verbunden. Im Frühling sollte man versuchen, das Qi der Milz zu aktivieren und zu stärken. Saure Nahrungsmittel sollten in dieser Zeit eher gemieden werden, da sie die Leberfunktion stärken und diese dann gegenüber der Milz dominieren würde. Daher wird zu süßen Nahrungsmitteln wie Obst, Karotten oder Mais geraten.

Jahreszeiten

Da die Lebensenergie nur dann fließen kann, wenn alle Ebenen miteinander arbeiten und auch ein Gleichgewicht zwischen Mensch und Natur besteht, sollte man seinen Alltag auch nach den natürlichen Zeiten richten. Im Frühling bietet es sich an, immer mehr Zeit an der frischen Luft zu verbringen und auch sportliche Aktivitäten nach draußen zu verlegen. Im Sommer sollte man zu starke Hitze meiden und durch die starken äußeren Temperatureinflüsse sollte stets die innere Energie im Auge behalten werden, denken Sie also stets an eine ausreichende Flüssigkeitszufuhr.
Entgegen dem Glauben sollte auch im Sommer regelmäßig warm gespeist werden, da dies dem Körper guttut.

Neben den „fünf Säulen" und ihren spezifischen Methoden ist die Traditionelle Chinesische Medizin in fünf Elemente strukturiert. Die Natur beeinflusst ungemein auch unsere jeweilige Gefühlslage, deshalb sprechen wir zum Beispiel auch oft von „Frühlingsgefühlen". Durch das Erblühen der Blumen, das langsame Steigen der Temperaturen und durch das vermehrte Sonnenlicht werden wir automatisch gelassener und haben gute Laune. Über die Jahre hinweg haben die Chinesen versucht, die Jahreszeiten und den natürlichen Verlauf der Natur in ihre Medizin zu integrieren, woraus dann die Elemente und mit ihnen die fünf Wandlungsphasen „wu xing" entstanden sind. Die Elemente lauten wie folgt: Wasser, Feuer, Holz, Metall und Erde. Gemeinsam mit der Lebensenergie Qi und dem Konzept von Yin und Yang bilden die Elemente die Grundbausteine der Traditionellen Chinesischen Medizin. Die Lehre dieser fünf Elemente ist sehr komplex, deshalb möchte ich Sie Ihnen nun in einer zusammengefassten Form etwas näherbringen. Die Elemente besitzen bestimmte Eigenschaften und sind mehreren Merkmalen zugeordnet. Sogar die Lebensphasen, also Wachstums- und Alterungsprozesse, ebenso wie die Weisheit sind mit ihnen verbunden. Jedes Element besitzt eine Zuordnung zu jeweils eines der folgenden Dinge: Jahreszeit, Farbe, Klima, Yin-Organ, Yang-Organ, Sinn, Geschmack, Gewebe und Emotion. Sie sehen also, dass jeder Gegenstand, jede Sache auf der Welt zu einem dieser fünf Elemente eine Verbindung eingeht. Eine vollständige Liste würde an dieser Stelle den Rahmen sprengen, dennoch möchte ich Ihnen die Elemente kurz vorstellen.

I. Holz

Durch die Verbindung mit dem Frühling repräsentiert dieses Element besonders das Wachstum und die neue Energie. Verbunden mit der Natur wird es durch die Farbe Grün dargestellt. Interessant ist hier zum Beispiel die Kombination aus der Emotion Wut und den zugehörigen Organen, der Leber und der Galle. Wer kennt nicht die Sprüche, „Dem ist aber eine Laus über die Leber gelaufen", oder, „Dem kommt ja fast die Galle hoch"?

Ebenfalls bekannt ist der Ausdruck in unserem Sprachgebrauch, dass wir nicht wütend, sondern „sauer" sind (wie der zugehörige Geschmack).

II. Feuer

Nach dem Frühjahr folgt der Sommer und somit ein neues Element, das Feuer. Bereits die Assoziationen mit diesem Wort lassen erahnen, welche Zuordnungen hier eine Rolle spielen. Mit seiner roten Farbe steht es für Leidenschaft und Dynamik sowie für Neugierde. Außerdem sind das Herz und die Blutgefäße stark mit ihm verbunden.

III. Erde

Die gelbe Farbe des Elements Erde in Zeiten des Spätsommers und zu Beginn des Herbstes bringt mit seinem Übergang ein Gefühl der Ruhe und des Gleichgewichts. Damit verbunden sind insbesondere Teile des Verdauungstraktes – der Magen und die Milz – und dazu passend der Geschmackssinn mit einem süßen Geschmack.

IV. Metall

Bezogen auf das Leben befinden wir uns nun im sogenannten „Lebensherbst". Der überwiegende Teil des Lebens ist schon überschritten und das Welken der Blätter leitet Mitgefühl und Gerechtigkeitssinn ein und führt uns zum Urvertrauen zurück. Eine Gefahr besteht darin, dass sich Gefühle wie Trauer oder Kummer in unser Leben einschleichen, daher ist es wichtig, die Lunge und den Dickdarm zu stärken und auf diese zu achten, da sie mit dem Element verbunden sind.

V. Wasser

Das fünfte und letzte Element bildet das schwarze beziehungsweise blaue Wasser. Es steht für Ruhe, Bescheidenheit und Weisheit und für die Kälte und den Winter. Negative Emotionen können Angst oder Stress sein, die sich durch Schäden an Nieren oder Knochen äußern. Auch hier sehen wir wieder eine Verbindung zum Sprachgebrauch: „Sich vor Angst in die Hose machen", also die Verbindung des Organs mit der Emotion.

Diese fünf Wandlungsphasen sind in jedem Menschen als Grundkräfte der Natur angesiedelt und beeinflussen sich in einem aufeinanderfolgenden Zyklus. Wenn also eine Ungereimtheit innerhalb des Zyklus auftritt, wird der Energiefluss behindert und es kommt zu allen möglichen Beschwerden. Deshalb sind diese Elemente aber auch so wichtig in der Traditionellen Chinesischen Medizin, da man damit möglichst umfassend die Beschwerden analysieren und behandeln kann. Denn wenn Körper, Geist und Seele in einem guten Zustand sind, kann die Energie in ihrem Fluss fließen und wir fühlen uns gesund.

METHODEN

Die Methoden in der Traditionellen Chinesischen Medizin beruhen, wie bereits erwähnt, auf den fünf Säulen: Akupunktur, Kräuterheilkunde, Tuina, Ernährung und Koordinationsübungen. Jede dieser Säulen hat noch einmal eine Untergliederung in verschiedene Methoden, welche zur Heilung angewandt werden können. Welche davon benutzt wird, hängt von den jeweiligen Beschwerden und der Situation ab und wird individuell mit dem Patienten besprochen. Um die beste Vorgehensweise zu bestimmen, geht auch in der chinesischen Medizin erst einmal eine Diagnose voraus, welche auf vier aufeinanderfolgenden Schritten aufbaut. Nur wenn das Problem gänzlich verstanden wird, kann eine adäquate Therapie erfolgen, weshalb nicht nur die Behandlung, sondern auch das Diagnoseverfahren der Traditionellen Chinesischen Medizin als ganzheitlich gesehen werden kann. Für einen Menschen, der in der westlichen Kultur aufgewachsen ist, mögen diese Schritte zunächst sehr ungewöhnlich erscheinen. Hierzulande ist es üblich, dass man mit seinem Arzt ein Gespräch führt, in welchem man seine Symptome schildert. Danach folgt meist eine kurze Untersuchung, in der mithilfe eines Stethoskops das Herz abgehört wird, der Mundraum und die Ohren werden beleuchtet und der Mediziner macht sich Notizen, stellt vielleicht weitere Fragen und misst den Puls und den Blutdruck. Dann versucht er, die Symptome richtig miteinander zu kombinieren, und verordnet üblicherweise ein Medikament zur Heilung. Natürlich gibt es auch Ausnahmen von diesem Standard, vielleicht ist noch eine Urinprobe oder eine Blutabnahme nötig, jedoch ist das Geschilderte eigentlich der Normalfall. Kommen wir nun zur chinesischen Diagnostik.

Anamnese-Gespräch

Ähnlich wie in der Schulmedizin wird hier nach Symptomen gesucht. Der Unterschied besteht aber darin, dass es sozusagen einen Leitfaden mit insgesamt 10 allgemein gültigen Fragen der TCM gibt. Diese richten sich einerseits nach akuten und andererseits nach chronischen Beschwerden, um auch eine Verbesserung auf lange Sicht gewährleisten zu können, denn möglicherweise können die chronischen Probleme zu den akuten geführt haben. Es kann aber auch der umgekehrte Fall vorliegen und die akuten Beschwerden können zu neuen chronischen Krankheiten führen, wenn sie nicht behandelt werden. Außerdem decken die Fragen verschiedene Lebensbereiche wie Ernährung (Durst und Appetit), Stuhlgang (Geruch, Farbe, Beschaffenheit, Häufigkeit) und Schlaf (Dauer, Tiefe, Träume) ab. Darüber hinaus wird man zu den verschiedenen Elementen und deren zugehörigen Organen und Funktionen befragt. So lautet beispielsweise beim Element Feuer eine Frage, ob der Patient an Hitzesymptomen oder Herzproblemen leidet.

Pulsdiagnostik

Nachdem die Befragung durchgeführt wurde, folgen mehrere Pulsmessungen an bestimmten Stellen, genauer gesagt zwölf an den beiden Handgelenken. Dabei wird nicht nur die Frequenz, sondern auch die Länge, Qualität, Höhe und Stärke gemessen. Je nach Messstelle ist es dem Mediziner möglich, auch sehr komplizierte Krankheitsmuster in der Energetik ausfindig zu machen. Beispielsweise kann je nach Pulsqualität und Messstelle ein Patient mit Sodbrennen durch eine Therapie des Magens geheilt werden.

Zungendiagnostik

Anhand der Zunge ist es einem chinesischen Mediziner möglich, direkte Veränderungen im Gesamtsystem des Körpers abzulesen. Die Zunge ist unterteilt in verschiedene Bereiche, welche wiederum mit Teilen des Körpers verbunden sind. Je nach Form, Farbe, Struktur, Belag oder Beweglichkeit können verschiedene Symptome der inneren Organe abgelesen werden.

Antlitz-/ Gesichtsdiagnostik

Wie die Zunge ist auch das Gesicht ein Mikrobestandteil unseres Gesamtsystems. Anhand von Hautfarbe oder Falten können einzelne Krankheiten diagnostiziert werden. Hinzu kommt, dass bestimmte Gesichtspartien mit den Elementen und daher auch mit den Organen verknüpft sind. So ist es beispielsweise möglich, eine Aussage über den Gesundheitszustand der rechten Niere zu machen, wenn man die rechte Augenpartie des Patienten betrachtet.

Abschließend versucht der Arzt dann, all seine Ergebnisse aus diesen Verfahren zu einem Gesamtbild zusammenzufügen. Je nach Umfang und Schwierigkeit der Beschwerden kann sich dann für eine oder mehrere Heilmethoden entschieden werden, um Blockaden zu lösen und das Qi wieder in einen harmonischen Fluss ohne energetische Fehler zu bringen. Nun sollen im Folgenden die fünf Säulen der Therapie in der Traditionellen Chinesischen Medizin betrachtet werden.

1. Akupunktur

Die Akupunktur ist eine Methode, die heutzutage auf der ganzen Welt bekannt ist und angewandt wird. Wie Sie bereits erfahren haben, fließt die Lebensenergie Qi durch bestimmte Bahnen, die sogenannten Meridiane. Davon gibt es in unserem Körper genau vierzehn, deren Verlauf exakt lokalisiert ist. Diese kann man sich in etwa vorstellen wie die Blutbahnen, die das Blut durch den Körper transportieren und alle Körperteile damit versorgen. Auf diesen vierzehn Hauptmeridianen liegen 360 klassische Akupunkturpunkte, welche man auch durch Merkmale wie Eintiefungen, Öffnungen oder Erhebungen ertasten kann. Diese Punkte kann man öffnen beziehungsweise aktivieren, indem man Nadeln einführt und so Einfluss auf den Energiekreislauf nehmen kann.

Durch das Einführen der Nadeln werden die Bahnen angeregt beziehungsweise stimuliert und dadurch werden die Selbstheilungskräfte des Körpers wieder aktiviert. Auch wenn dies vielleicht nicht den Eindruck macht, ist die Behandlung völlig schmerzfrei und weist keinerlei Nebenwirkungen auf. Zunächst werden die zu behandelnden Stellen desinfiziert, der exakte Punkt wird lokalisiert und die hauchdünne Nadel wird an dieser Stelle eingestochen. Meistens empfindet man beim Einstich ein Gefühl von Wärme, welches sich auch weiter über den getroffenen Meridian ausbreiten kann. Es kann sich je nach individuellem Empfinden aber auch ein Taubheitsgefühl oder eine Art Druck breit machen. Der Patient sollte liegen oder sitzen und bis zum Ende der Therapiestunde in einer entspannten Position verharren, während sich die Nadeln in seinem Körper befinden. Diese werden je nach Behandlungsintensität zwischen 10 und 30

Minuten in den Einstichstellen gelassen, bevor sie dann wieder schmerzfrei entfernt werden.

Die Akupunktur kann bei einer Vielzahl von Beschwerden eingesetzt werden und hat auch noch spezielle Anwendungstechniken wie die Moxibustion (Erwärmung der Akupunkturnadeln) oder die Ohrakupunktur. Generell ist die Akupunktur in der Schmerztherapie sehr weit verbreitet und kommt sogar bei der Behandlung von chronischen Schmerzen im Bewegungsapparat, insbesondere am Rücken oder an den Knien, zum Einsatz. Andere beliebte Anwendungsgebiete sind Migräne, Kopfschmerzen, Rheuma, verschiedene Allergien, Suchterkrankungen (z. B. das Rauchen), Asthma, Magen-Darm-Erkrankungen und viele mehr. Sie sehen also, dass diese Methode nicht umsonst so beliebt und bekannt ist, denn ihre Einsatzfelder könnten nicht unterschiedlicher sein und sie verspricht die Aussicht auf eine Besserung des Zustandes der Patienten.

2. Kräuterheilkunde

Anders als in der Schulmedizin werden in der Traditionellen Chinesischen Medizin im Falle einer Arzneimitteltherapie keine pharmazeutischen Medikamente, beziehungsweise so wenige wie möglich, eingesetzt, sondern Heilmittel aus Pflanzen. Dazu zählen nicht nur Kräuter und Wurzeln, sondern auch Früchte, Samen, Rinden oder Muschelkalk. Teilweise werden aber auch noch Stoffe mineralischen oder tierischen Ursprungs hinzugefügt. Meistens bestehen diese Mittel nicht aus einer Reinform und werden stattdessen zu Mischungen kombiniert, denn in der chinesischen Medizin zählt der Grundsatz, dass sich die einzelnen Kräfte der Stoffe wechselseitig beeinflussen und so im Zusammenspiel zu einer schnelleren und besseren Genesung führen. Diese Mischungen oder Rezepturen werden auf den jeweiligen Patienten und seine individuellen Beschwerden genauestens in ihrer Menge und dem Verhältnis zueinander abgestimmt und von dem behandelnden Arzt zusammengemischt. Meistens werden diese Mischungen als Tees beziehungsweise „Dektot“ eingenommen und wirken daher im Gegensatz zu den anderen Heilmethoden von innen heraus. Ein Dektot ist ein Absud, für dessen Herstellung die Kräuter abgekocht werden. Die Dosierungsmenge und -dauer richtet sich wieder individuell nach dem Patienten, aber allgemein wird der Sud meist zwei oder drei Mal täglich getrunken. Diese Teemischungen haben besondere Wirkungen, welche nach Geschmack und Temperatur klassifiziert werden können. Wirkt ein Kraut eher kühlend, wird es bei einer Entzündung eingesetzt. Besitzt es einen süßen Geschmack, kann es entspannend auf den Patienten wirken, wohingegen ein bitterer Geschmack eine austrocknende Folge hat.

Auch wenn die Kräuter, insbesondere in der Kombination von mehreren unterschiedlichen, meist einen merkwürdigen oder gar unangenehmen Geschmack haben, ist es äußerst wichtig, dass sie trotzdem nicht gesüßt werden, denn das würde das Wunschergebnis verfälschen und nicht zum Erfolg führen. Da auch die Einnahmedauer individuell ist, können hier keine genauen Angaben gemacht werden, sie kann sich von einigen Tagen bis hin zu mehreren Monaten erstrecken. Trotz der allgemein bekannten guten Wirkung der chinesischen Heilkräuter sollte auf eine Selbstmedikation verzichtet werden. Besprechen Sie so etwas bitte immer mit Ihrem Arzt, denn die falschen Dosierungen können schwere Folgen haben, wenn man nicht in diesem Fachgebiet ausgebildet ist. Wenn Sie eine solche Therapie beginnen möchten, suchen Sie sich also einen TCM-Mediziner, der Ihnen zur Seite stehen und einen individuellen Therapieplan für Sie erstellen kann.

3. Tuina

Die Tuina ist eine der ältesten Formen der manuellen Therapie und streng genommen eine Massage. Jedoch ist es nicht die klassische Massage, die wir kennen, welche darauf abzielt, die Muskeln zu durchbluten und Krämpfe und Verspannungen zu lösen. Auch in der Tuina-Praxis wird der Mensch als Ganzes System gesehen, weshalb die Massage meist ein intensiveres Erlebnis ist. Durch verschiedene Grifftechniken und eine Kombination aus Streichen, Klopfen, Kneten und Greifen werden intensivere Reize ausgelöst, die bis in die tiefen Schichten gelangen. Mit Einbezug der Akupunkturpunkte erfolgt an den Meridianen also eine äußere Stimulation, die sich über den gesamten Organismus verbreiten und Energien zum Fließen bringen kann. Die ganzheitliche Perspektive auf den Patienten vereint neben der Massage von Leitbahnen und Muskeln auch die Mobilisation von Sehnen, Bändern und Gelenken, die alle maßgeblich an unseren Bewegungsabläufen beteiligt sind und die betroffenen Körperregionen bilden. Man kann die Tuina also ein wenig mit der schulmedizinischen Physiotherapie vergleichen. Jedoch wird die westliche Krankengymnastik nur bei körperlichen Beschwerden eingesetzt, während die Tuina auch bei Beschwerden der inneren Organe und bei seelischen Problemen Abhilfe schaffen kann.

4. Ernährungslehre (Diätetik)

Auch die Ernährungslehre ist in der Traditionellen Chinesischen Medizin anders als in unserer westlichen Kultur. Während man bei uns die Lebensmittel nach ihrem Nährstoffgehalt anhand von Kalorien, Kohlenhydraten, Fetten, Eiweißen, Vitaminen und Mineralstoffen klassifiziert und demnach dann als gesund oder ungesund einstuft, arbeiten die Chinesen hier wieder mit den Elementen. Eine Ernährungsform, die auf fünf Elemente abgestimmt ist und neben den richtigen Nahrungsmitteln auch die besten

Zubereitungsformen vorschreibt, kann die Heilungsprozesse von Erkrankten enorm beeinflussen. Nicht nur kranke Menschen können von dieser chinesischen Diätetik profitieren, denn unsere Ernährung spielt eine sehr große Rolle in unserem Leben und beeinflusst maßgeblich unser Wohlbefinden. Außerdem unterstützen sich die verschiedenen Säulen gegenseitig, weshalb die Wirkung der Akupunktur beispielsweise durch die richtige Nahrung unterstützt wird. Eine Einteilung in die zwei Kategorien gesund und ungesund ist aus chinesischer Sicht so eigentlich nicht vornehmbar, denn ein Lebensmittel kann für einen Patienten schädlich und für den anderen wiederum sehr förderlich sein. Es ist also individuell abzustimmen und kann nicht pauschalisiert werden. Dennoch gibt es in der Ernährung der TCM eine allgemein gültige Regel: Rohkost sollte minimiert werden, denn durch die Kälte muss der Körper zum Verdauen zu viel Energie aufwenden, die er eigentlich an anderer Stelle gebrauchen könnte. Dazu zählt auch Tiefkühlkost, welche durch Erhitzung in der Mikrowelle eigentlich ihre gesamten Nährstoffe verliert. Weil sie zu viel Feuchtigkeit enthalten und daher zu Entzündungen und Schleimbildung führen, sollten wenn möglich auch Zucker, Weißmehl und Milchprodukte aus dem Speiseplan verschwinden. Außerdem sollte die Rückführung zur Natur erfolgen und daher so saisonal wie möglich gegessen werden, um den Körper mit seiner Umwelt ins Reine zu bringen und zu erden. Daraus schließt sich beispielsweise der Verzehr von Wurzelgemüse im Winter.

Die Wirkungen der einzelnen Lebensmittel auf den Körper werden ähnlich wie die der Kräuter bestimmt, nämlich nach Geschmack, Farbe, Temperatur und Konsistenz. Je nach Merkmal wirken sie auf ein bestimmtes Organ. Dabei wird ein bitterer Geschmack dem Herzen zugeordnet, ein scharfer Geschmack der Lunge und so weiter. Außerdem findet man eine Zuteilung von Lebensmitteln zu den fünf Elementen.

Diejenigen, die dem Element Holz untergeordnet sind, haben einen sauren Geschmack und wirken auf die Säfte des Körpers, also auf Blut oder Wasser. Sie haben eine kühlende Wirkung und können Energien sammeln und bündeln. Als Beispiele seien hier Beeren, Tomaten oder Sauerteig genannt.

Meeresfrüchte, Hülsenfrüchte, Schweinefleisch und Sojasoße zählen zu den salzigen Geschmäckern und damit zum Wasserelement. Sie können Verhärtungen auflösen, sollten aber nicht in zu hohem Maße konsumiert werden, da sie sonst die wichtigen Lebenssäfte austrocknen.

Bittere Lebensmittel sind im Element Feuer zu finden, welche ebenfalls austrocknend wirken. Sie können zwar teilweise förderlich für die Verdauung sein, führen aber im Übermaß zu schlechtem Schlaf und nervöser Unruhe. Zu dieser Gruppierung zählen Kurkuma, grüner Tee, bittere Salate wie Endivien, alle gegrillten Fleischsorten und manche Kräuter.

Im Element Erde finden wir die süßen Nahrungsmittel wie Getreide, mehrere Gemüse- und Obstsorten (z. B. Kürbis, Spinat, Trauben, Pflaumen), Nüsse, Samen und Rindfleisch. Sie sind wesentlich am Aufbau des Qi beteiligt und wirken kräftigend, weshalb sie laut TCM die Basis der Ernährung bilden sollten.

Falls Sie sich erinnern, war das letzte der fünf Elemente Metall. Die scharfen Geschmäcker von allerhand scharfen Gewürzen (Chili, Ingwer, Koriander, Senf) sowie Zwiebelgewächse und Pfefferminztee werden mit Wärme in Verbindung gebracht und stimulieren die Meridiane, damit dass Qi besser durch unseren Körper fließen kann. Außerdem können sie einerseits Blockaden lösen, andererseits aber auch vermehrtes Schwitzen und einen erhöhten Blutdruck auslösen.

Zum Abschluss der Ernährung in der Traditionellen Chinesischen Medizin bleibt zu sagen, dass auf eine gewisse Ausgeglichenheit und Regelmäßigkeit geachtet werden sollte, was auch der Grund dafür ist, dass Fastenkuren in der östlichen Heilkunde eigentlich gemieden werden.

Außerdem wird besonders am Morgen, wenn die Verdauung noch träge ist, zu einer warmen Mahlzeit mit einem warmen Teegetränk geraten.

5. Bewegungstherapie

Die Bewegung bildet die letzte Säule im Heilmodell der Traditionellen Chinesischen Medizin. Durch verschiedene Bewegungsabläufe, die Koordinierung der Atmung und Phasen der Entspannung soll das Ziel verfolgt werden, die Meridiane anzuregen und die Lebensenergie frei fließen zu lassen. In China werden verschiedene Sportarten, die zu dieser Kategorie zählen, wie das Qi Gong oder Tai Chi, gerne gemeinsam mit anderen Menschen auf öffentlichen Plätzen oder in Parks praktiziert und sie sind durch den positiven Nebeneffekt der Gruppenzugehörigkeit sehr beliebt. Durch eine genau festgelegte Reihenfolge der Bewegungen werden bestimmte Punkte und Zonen im Körper nacheinander gedehnt und die Körperteile, die an der Bewegung teilnehmen sollen, werden bewusst von der ausführenden Person wahrgenommen. Insbesondere das Nervensystem und die damit zusammenhängenden Organe, wie Rückenmark und Gehirn, werden dadurch in ihrer Funktion bestärkt, weshalb auch hier wieder die mentale Ebene eine große Rolle spielt.

Wirksamkeit

Über die Wirksamkeit der Heilmethoden in der Traditionellen Chinesischen Medizin gibt es eine Vielzahl an verschiedenen Meinungen. Wie bereits erwähnt, glauben viele Menschen nicht an die Existenz der Meridiane und äußern daher die Kritik, dass Methoden wie die Akupunktur nur Placebo-Effekte mit sich bringen würden. Hier stellt sich aber die allgemeine Frage, ob es denn nicht sehr bedeutend ist, dass die Patienten eine Linderung der Symptome verspüren, sei diese nun durch reinen Glauben oder durch wirklich medizinische Effekte begünstigt. Gerade bei chronischen Erkrankungen ist eine kleine Aussicht auf Heilung immer noch besser, als den Patienten jahrelang mit pharmazeutischen Mitteln zu quälen. Insbesondere die Akupunktur wirkt auf das Nervensystem und beeinflusst deshalb auch unser Denken im Gehirn, welches das Schmerzempfinden steuert. Deshalb ist es nicht verwunderlich, dass die Patienten während oder nach der Behandlung weniger Schmerzen erleiden. Außerdem führt die Stimulation mittels Nadeln zur Entspannung der Muskulatur und damit zu einem insgesamt ruhigeren und ausgeglicheneren Zustand des Patienten.

Ein großer Pluspunkt der Traditionellen Chinesischen Medizin ist das Ausbleiben von Nebenwirkungen. Natürlich gibt es auch Menschen, die beispielsweise einige Heilkräuter nicht vertragen, jedoch sind die Mischungen individuell auf den Patienten zugeschnitten und sollten daher nur positive Auswirkungen mit sich bringen, statt dem Menschen zu schaden. Auch der Bereich der Akupunktur verläuft ohne unerwünschte Folgen, vorausgesetzt, sie wird von einem qualifizierten und ausgebildeten Spezialisten durchgeführt. Sie sollten daher bei der Auswahl Ihres Mediziners darauf achten, dass dieser nicht nur ein kurzweiliges Wochenend-Seminar mit Einführung in die Lehre der Akupunktur besucht hat, sondern eine tiefgreifende Ausbildung absolviert hat. Auch die chinesischen Sportarten, die mit Hilfe von geregelten und fließenden Bewegungen den Körper und Geist stärken sollen, bringen eigentlich keine Nebenwirkungen mit sich und können auch noch im hohen Alter erlernt und praktiziert werden. Das beste Beispiel hierfür bilden die chinesischen Senioren, die in Parks gemeinsam im Takt der Musik alle synchron diese Bewegungsabläufe ausführen, wie man es auch aus verschiedenen Filmen kennt.

Die Traditionelle Chinesische Medizin bietet also durch die Vielzahl an Heilmethoden und einen Blick auf den Menschen als ganzheitliches System eine Alternative zur Schulmedizin. Einzelne Symptome werden im Diagnoseverfahren genau analysiert und die Verbindung zu anderen

Beschwerden werden gesucht und daraufhin in den Blick genommen. Dort, wo die westliche Medizin an ihre Grenzen stößt, kann TCM durchaus noch darüber hinaus zur Heilung führen, und dies auf ganz unterschiedlichen Gebieten: Schmerzerkrankungen (Migräne, Arthrose, Sportverletzungen), neurologische Erkrankungen (Schwindel, Multiple Sklerose, Panikstörungen, Konzentrationsschwächen), Magen-Darm-Erkrankungen (Nahrungsmittelunverträglichkeiten, Reizdarm), Hauterkrankungen, gynäkologische und urologische Beschwerden, Atemwegserkrankungen, Krebserkrankungen und viele weitere. Durch die großen Therapieerfolge, welche auch immer häufiger in Europa verzeichnet werden, gibt es auch immer mehr Studien in allen Bereichen der TCM, die versuchen, die Wirkweisen genauer zu analysieren. Jedoch wird davon ausgegangen, dass die Kombination der verschiedenen Heilmethoden im Hinblick auf die drei Ebenen Körper, Geist und Seele zu diesen Erfolgen führt. Durch die Sicht der Beschwerden als System und nicht als isoliertes Problem kann der Körper sich auf mehreren Ebenen regenerieren und die Lebensenergie kann wieder in allen Körperbereichen gleichmäßig fließen. Die Geheimzutat der Chinesen ist also eigentlich der Einbezug der Natur in unsere Lebensweise sowie die Kombination der verschiedenen Wirkungen, welche sich zusammen zu einer großen Kraft vereinen, die die Selbstheilung als oberstes Ziel verfolgt.

Jin Shin Jyutsu in der Praxis

Nachdem Sie in den letzten Kapiteln einiges über die Unterschiede und Gemeinsamkeiten zu anderen Heilmethoden, insbesondere zu den östlichen Verfahren wie Energiearbeit und Traditionelle Chinesische Medizin, sowie zu den sieben Hauptchakren erfahren haben, sollten Sie nun über eine bessere Vorstellung von der asiatischen Sichtweise auf den menschlichen Körper verfügen. Insbesondere das Innenleben mitsamt den Organen, Energien und Emotionen bilden den Kern dieser Praktiken. Dieses Zusammenspiel ist, wie Sie wissen, auch im Jin Shin Jyutsu vertreten. Sie haben bereits erfahren, wo diese japanische Heilkunst ihren Ursprung hat und einen groben Überblick über die Vorgehens- und Wirkungsweise erhalten. Dieser Teil des Buches soll nun der Behandlung und ihren Methoden gewidmet sein und Ihnen anhand verschiedener Übungen aufzeigen, wie Sie selbst zum Heiler werden können.

BEHANDLUNGSPRAXIS

Das Faszinierende am Jin Shin Jyutsu ist, dass es sehr vielfältige Felder gibt, in denen es zur Behandlung und Heilung von verschiedenen Krankheiten und Beschwerden eingesetzt wird. Dazu zählen, um nur einige zu nennen, Asthma, Angststörungen, Allergien, Depressionen, Entzündungen, Gelenkbeschwerden, Herz-Kreislauf-Erkrankungen, neurologische Beschwerden, Verdauungsprobleme, Verspannungen, Schlafprobleme und viele weitere. Sogar während der Schwangerschaft kann Jin Shin Jyutsu helfen, den Körper auf allen Ebenen auf die Geburt vorzubereiten und diese möglicherweise entspannter zu gestalten. Außerdem wird die Verbindung zwischen Mutter und Kind gestärkt, indem sich beide gemeinsam in die Entspannung sinken lassen. Sie sehen also, dass eine Jin Shin Jyutsu-Behandlung eigentlich für jedermann geeignet ist und nahezu keine Grenzen aufweist. Die japanische Heilkunst sieht sich der Herausforderung gewachsen, jedem Menschen auf all seinen Ebenen zur Gesundheit zu verhelfen, so schwer und lange der Heilungsprozess auch sein mag, wenn man sich denn darauf einlässt. Das oberste Ziel ist natürlich die Wiederherstellung eines balanceartigen Zustandes zwischen Körper, Geist und Seele.

Da die Blockaden unterschiedliche Ursprünge haben können, sind auch die Behandlungen individuell. Trotzdem ist die japanische Heilkunst nicht nur darauf ausgerichtet, eine Krankheit zu heilen, sondern sie kann auch Beschwerden vorbeugen, wenn es regelmäßig praktiziert wird. Regelmäßiges Strömen, egal, ob als Selbst- oder Fremdanwendung, führt zu einer Stärkung des Immunsystems und wirkt entspannend auf das Nervensystem, was für Ruhe und mehr Gelassenheit im Alltag sorgen kann. Durch die Praxis des Jin Shin Jyutsu kann also das Entstehungsrisiko von Krankheiten aller Art gesenkt werden, sei es eine Herz-Kreislauf-Erkrankung oder etwas auf der psychischen Ebene wie Burnout. Die Wirkung ist in keiner Weise zu unterschätzen, denn das Strömen kann auch bei chronischen Beschwerden und bei einem Notfall zum Einsatz kommen. Bevor wir zu den Techniken kommen, die Sie an sich selbst anwenden können, um Ihre Energien fließen zu lassen, soll an dieser Stelle auf die Fremdbehandlung eingegangen werden.

Eine wichtige Bemerkung vorab: Der Jin Shin Jyutsu-Meister, der die Behandlung bei Ihnen durchführt, ist nicht der „Macher". Er wirkt sozusagen nur als Helfer, der eine Verbindung zwischen Ihnen und Ihren angeborenen Kräften herstellt. Er gibt Ihrem energetischen System also sozusagen nur den Anstoß, selbst tätig zu werden und seine Kräfte zu entfalten. Der Mediziner gibt Ihnen also nichts von seiner eigenen Energie ab oder führt Ihnen irgendwelche anderen externen Kräfte zu, sondern unterstützt Sie lediglich auf Ihrem Weg, zu sich selbst als Einheit und als Teil des Universums zu finden.

Die Behandlung in einer Einzelsitzung zwischen dem Patienten und dem ausgebildeten Praktiker dient dazu, den Energiefluss wieder harmonisch zu gestalten und die Leitbahnen zu kräftigen, damit diese auch nachhaltig ihre Funktionen vollständig erfüllen können. Wenn die Energien frei fließen können und ihnen der Weg nicht durch Blockaden oder Verengungen der Leitbahnen verwehrt wird, können sowohl Organe als auch Gewebeschichten und Gelenke mit diesen Energien versorgt werden, was einerseits die einzelnen Systeme anregt (Stoffwechsel, Herz-Kreislauf, Nervensystem, Verdauung) und andererseits dem Körper hilft, schädliche Stoffe auszuscheiden, also zu entgiften. Zudem wird durch die Stimulierung und den ungehinderten Energiefluss ein Entspannungszustand hervorgerufen, der sich auf allen Ebenen des Patienten ausbreitet.

Durch die neu geschöpften Energien und das Auflösen der Hindernisse und Beschwerden werden positive Emotionen hervorgerufen, Stress und Ängste abgebaut und zusätzlich wird die eigene Aura durch positive

Gedanken und eine aufgehellte Stimmung verbessert. Man kann also daraus schließen, dass das Strömen sogar unsere inneren Glaubenssätze verändern und gar umkehren kann und wir dadurch eine optimistischere Sichtweise auf unser Leben bekommen. Durch die nähere Verbundenheit mit dem eigenen Körper gewinnen wir an spirituellen Erkenntnissen und können uns besser mit unserem Umfeld verbinden und erden.

Durchschnittlich dauert eine Einzelsitzung bei einem japanischen Jin Shin Jyutsu-Praktiker eine Stunde, jedoch ist die Dauer auch vom Alter abhängig und daher bei kleinen Kindern und älteren Menschen eher kürzer. Generell ist es empfehlenswert, bequeme Kleidung zu tragen, da Sie kein Gefühl der Enge oder Ähnlichem verspüren sollten, sondern sich ganz in einen friedlichen und ruhigen Zustand begeben dürfen. Mit einer zu engen Jeans oder einem kratzenden Hemd ist dies natürlich sehr viel schwerer möglich. Außerdem kann der Therapeut besser an die zu behandelnden Stellen gelangen, wenn Sie Ihre Kleidung angemessen auswählen. Aber keine Angst, Sie müssen sich nicht ausziehen. Bei der ersten Stunde erfolgt zunächst eine Diagnose, bei welcher mittels eines Gespräches über die vorliegenden Symptome und Beschwerden berichtet wird. Auch wenn dies vielleicht in der westlichen Schulmedizin gefordert wird, brauchen Sie keinerlei medizinische Untersuchungsergebnisse, wie beispielsweise Röntgenbilder oder Ähnliches, mit zur Sitzung zu bringen.

Allerdings sei hier noch einmal angemerkt, dass man auch durchaus zu einer Jin Shin Jyutsu-Behandlung gehen kann, wenn man sich gut fühlt, denn man kann auch vorsorglich etwas für seinen Körper, seinen Geist und seine Seele tun. Danach wird der Patient gebeten, sich auf den Rücken zu legen, da dies die standardmäßige Position während einer Strömbehandlung ist. Der Mediziner kann so anhand von eventuell bestehenden Fehlhaltungen weitere Blockaden oder verspannte Bereiche erkennen, die im Gespräch vielleicht nicht aufgegriffen wurden.

Beachten Sie hier bitte, dass Sie vor der Sitzung nicht allzu viel oder schwer essen, da dies vielleicht in dieser Position unangenehm für Sie sein könnte und das eigentliche Ziel der Entspannung und Harmonie sodann verfehlt werden würde. Danach erfolgt eine Pulsmessung an Hand- und Fußgelenken und die Entscheidung über die zu strömenden Bahnen wird gefällt. Der Therapeut teilt seinem Patienten im Anschluss mit, was seine Messungen und Überlegungen ergeben haben, und macht Angaben zu seiner geplanten Behandlung. Es wird ein Strom oder mehrere Ströme ausgesucht, die dann bearbeitet werden. Wie so etwas genau funktioniert, erfahren Sie gleich. Während der gesamten Behandlung können Sie entspannt in Rückenlage auf dem Massagetisch liegen bleiben und müssen nicht selbst aktiv werden.

Wenn Sie möchten, können Sie Ihre Augen dabei schließen, und es kann sogar vorkommen, dass Sie einschlafen. Das sollte Ihnen keinesfalls peinlich sein, im Gegenteil, dies ist eine gute Reaktion Ihres Körpers, da er in vollkommene Entspannung verfallen ist. Während des Strömens können ähnliche Empfindungen wie während einer Akupunktur auftreten: Wärme, Druck- oder Erleichterung und Kribbeln bis hin zu Taubheitsgefühlen. Manche Patienten sind sehr empfindsam für eine solche Behandlung und können in einen Zustand gelangen, in dem Sie verschiedene Farben sehen oder Klänge wahrnehmen, je nachdem, mit welchen Chakren und Emotionen gerade gearbeitet wird. Ein weiterer interessanter Punkt, über den sich die Patienten oft vor der Behandlung den Kopf zerbrechen, ist die Stille. Darf ich reden? Über was soll ich reden?

Die Antwort lautet: Ja, natürlich dürfen Sie reden! Jeder Patient hat ein anderes Empfinden und eine andere Art, sich zu entspannen. Auch wenn die meisten Menschen eher die Ruhe genießen möchten, während der ganzen Sitzung kein Wort sagen und sich mit ihrem Inneren verbinden, gibt es durchaus auch Menschen, die das nicht wollen oder können.

Gerade, weil manche Blockaden und die Arbeit mit diesen auch Auswirkungen auf der emotionalen Ebene haben, kann es sein, dass man ein entsprechendes Redebedürfnis hat, welches dann natürlich auch gewährleistet wird. Wenn Sie Ihrem Heilpraktiker erzählen, was Sie gerade denken und fühlen, kann das für Sie vielleicht auch entspannend wirken. Außerdem wird die Sitzung höchstwahrscheinlich sowieso nicht in völliger Stille stattfinden, da der Körper mit verschiedenen Geräuschen auf die Behandlung reagieren kann, beispielsweise mit einem Gluckern im Bauchraum. Die Patienten berichten am Ende der Sitzung bereits schon von einer Verbesserung ihres Wohlbefindens und fühlen sich meist gekräftigt und voll neuer Energie. Es kann aber auch sein, dass man sich erst einmal müde fühlt. In jedem Fall ist es wichtig, auf den eigenen Körper zu hören und ihm eventuell auch die nötige Ruhe zu gönnen, denn er arbeitet ja innerlich gerade sehr stark. Deshalb wird auch dazu geraten, nicht direkt nach einer Sitzung zu essen, da der Körper sich noch intensiv mit dem Energiekreislauf beschäftigt und die Verdauung kurz nach dem Strömen ihn von seinen Aufgaben ablenken könnte. Trinken dürfen Sie allerdings so viel Sie möchten, zumal es die Entgiftung und die Fließgeschwindigkeit der Energie beschleunigen kann. Greifen Sie aber nicht zu alkoholischen Getränken, denn hier kann es zu Wechselwirkungen kommen, da Sie den Alkoholgehalt im Blut eventuell schneller zu spüren bekommen, als Sie es sonst gewöhnt sind.

Viele Menschen fragen sich, ob denn eine solche Behandlung das Richtige für Sie ist. Die Antwort ist eigentlich folgende: Probieren Sie es aus, es kann Ihnen nicht schaden!

Wie häufig diese dann durchgeführt wird, ist natürlich individuell vom Patienten abhängig, allerdings kann eine Selbstbehandlung unterstützend wirken und den Heilungsprozess beschleunigen. Darüber hinaus ist es jedoch sinnvoll, dass ein Mindestabstand von acht Zeitstunden zwischen den Fremdbehandlungen liegt, also auch, wenn Sie einen Jin Shin Jyutsu-Praktiker kennen, sollten Sie diesen nicht mehrmals am Tag um eine Behandlung bitten. Grund hierfür ist die Strömdauer der Energie.

Diese beträgt nämlich ungefähr acht Stunden, bis sie einmal den ganzen Körper mit neuer Kraft versorgt und sich die positive Wirkung gänzlich entfaltet hat. Diese Regel gilt allerdings nur für die Fremdtherapie und nicht für die Selbsthilfe. Die Anwendung der Methoden am eigenen Körper kann so oft durchgeführt werden, wie man möchte. Auch die Zeit zwischen den einzelnen Sitzungen ist individuell und je nach Bedarf, es ist also wirklich völlig verschieden. Es gibt Personen, die einmal im Jahr eine Jin Shin Jyutsu-Behandlung durchführen lassen, um sich etwas Gutes zu tun, andere haben bestimmte Beschwerden und gehen mehrmals pro Woche über einen längeren Zeitraum zum Heilpraktiker ihres Vertrauens.

Neben dem Strömen in einer eigenen Praxis und der Selbstbehandlung gibt es aber auch andere Einsatzmöglichkeiten des Jin Shin Jyutsu. Hierzu zählen Krankengymnastik-Praxen, Kindergärten und Schulen, Krankenhäuser, Pflegeheime und Gefängnisse. Außerdem gewinnt auch das Jin Shin Jyutsu an Tieren immer mehr an Bedeutung und kann im Bereich der Tiermedizin einen maßgeblichen Beitrag leisten. Insbesondere ältere Tiere können dadurch eine Schmerzlinderung erfahren und bleiben länger vital. Ortsunabhängig ist die Anwendung des Jin Shin Jyutsu auch als Erste-Hilfe-Leistung an Unfallorten möglich.

METHODIK

Im Gegensatz zu anderen Behandlungsmethoden wird im Jin Shin Jyutsu keinerlei zusätzliches Material benötigt. Außerdem kommen keine Medikamente oder sonstige Präparate zum Einsatz, auch keine Kräutermischungen, wie dies in der Traditionellen Chinesischen Medizin der Fall ist. Bei der Selbstbehandlung genügt der eigene Körper und bei der Fremdbehandlung werden die Hände des Praktikers zur Therapie genutzt. Kommen wir nun zu der Vorgehensweise bei einer Behandlung durch einen qualifizierten Jin Shin Jyutsu-Praktiker.

Wie Sie erfahren haben, bestimmt dieser während der ersten Diagnose, welche Ströme er behandeln möchte. Diese Ströme bauen auf den Energiepunkten im Körper auf und werden nach ihren Funktionen unterteilt. Sie bilden sozusagen eine Linie von verschiedenen Punkten, die dabei angeregt werden. Diese Punkte sind die 26 Sicherheits- Energieschlösser und bilden den Kern des Jin Shin Jyutsu. Diese befinden sich verteilt über den ganzen Körper und wie Sie der untenstehenden Abbildung entnehmen können, sind sie paarweise angelegt. Das bedeutet, dass es eigentlich nicht 26, sondern 52 Sicherheits-Energieschlösser (SES) gibt, da sie auf beiden Körperhälften vertreten sind, als wären sie an der Körpermitte gespiegelt.

Auch wenn die Hände beziehungsweise die Finger des Therapeuten das einzige Werkzeug sind, das während der Behandlung angewendet wird, wird mit diesen gar nicht so stark gearbeitet, wie man vielleicht zu Beginn vermutet. Die meisten Menschen stellen sich eine Jin Shin Jyutsu-Therapie als eine Art Massage vor, doch diese Heilmethode ist keine solche manuelle Technik, sondern eine „Kunst“ mit den Fingern. Der Praktiker übt keinen Druck auf die Energieschlösser aus, es werden auch keine Muskeln massiert oder stimuliert, geschweige denn verschoben oder irgendwie anders in Bewegung gebracht. Es ist eine ganz sanfte Behandlung, bei welcher lediglich die Hände auf die zuvor festgelegten Körperstellen aufgelegt werden. Dabei wird das Energiesystem des Patienten angeregt und die Kräfte können wieder frei fließen oder „strömen", daher auch der Name „Strömbehandlung". Jin Shin Jyutsu hat neben „Strömen" auch noch andere synonym verwendete Bezeichnungen wie „heilende Hände", „Impuls-Strömen" oder „Handauflegen". Alle diese Bezeichnungen meinen jedoch dasselbe: Die bloße Berührung von bestimmten Punkten am Körper, an denen die Energieschlösser liegen. Die angenehme Wirkung einer Berührung durch die Hände kennen wir eigentlich alle. Eine Hand auf dem Rücken oder der Schulter bedeutet, dass jemand für uns da ist, uns den Rücken stärkt und hinter uns steht, wenn eine schwierige Situation bevorsteht. Einem Tier zeigen wir unsere Liebe, indem wir es streicheln. Uns selbst tun wir etwas Gutes, wenn wir eine Hand auf verspannte Muskelpartien legen, und so weiter. Diese Situationen sollen an dieser Stelle als Beispiele ausreichen.

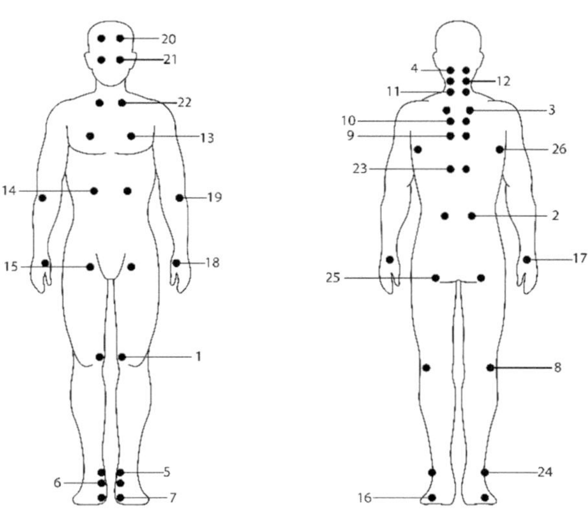

Durch das Auflegen der Finger auf diese Energieschlösser unseres Körpers, welche über die Energieleitbahnen miteinander verbunden sind, werden die Schlösser sozusagen geöffnet und die Energie kann mit voller Kraft hinaustreten und die bestehenden Blockaden lösen. Die Beschwerden werden dadurch gelindert und der Patient kommt in einen Zustand der Entspannung, welcher in unserer schnelllebigen Welt sehr wertvoll ist. Die Hände werden während der Behandlung immer auf zwei Energiezentren gelegt, um einen Strom zwischen den beiden herzustellen und diesen zum Pulsieren zu bringen. Nach ein bis zwei Minuten wandern die Finger weiter zur nächsten Stelle, bis der ganze gewählte Strom bearbeitet wurde.

Der Meister Jiro Murai sagte einst:
„Der Atem ist unser grösster Heiler, dann kommen die Hände!".

In Kombination mit der richtigen Atmung kann das Strömen also wahre Wunder bewirken, man muss sich nur den eigenen Körperkräften bewusst werden und damit beginnen, sich diese zunutze zu machen.

MUDRAS IM JIN SHIN JYTSU

Mudras sind bestimmte Fingerpositionen, die im Jin Shin Jyutsu genutzt werden, um sich selbst zu strömen. Der Vorteil bei dieser Anwendung ist dazu noch, dass sie sehr unauffällig sind und daher auch problemlos in der Öffentlichkeit durchgeführt werden können. Die Grundlage der Mudras bildet die Information über die Vernetzung der einzelnen Finger mit den jeweiligen Organen und den zugehörigen Emotionen. Wenn Sie sich diese einprägen, können Sie immer und überall mit der Kraft Ihrer Finger Ihren aktuellen körperlichen, geistigen und seelischen Zustand verbessern. Im folgenden Bild sehen Sie, welche Verbindungen zwischen den Fingern und dem Körperinneren bestehen.

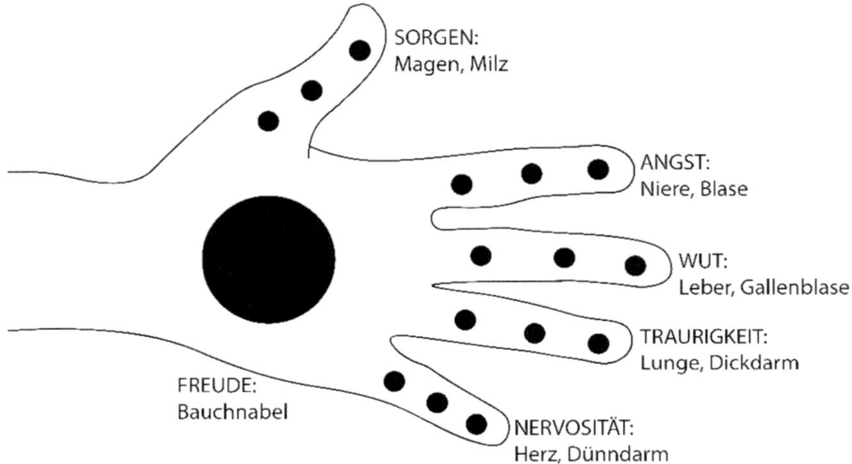

Wenn Sie beispielsweise eine dieser Emotionen verspüren, können Sie die einzelnen Finger strömen. Dabei ist es auch völlig egal, in welcher Position Sie sich befinden, ob Sie gerade sitzen, liegen oder stehen, es wirkt immer! Außerdem ist diese Anwendung orts- und situationsunabhängig, also können Sie Ihre Finger sowohl beim Fernsehschauen als auch in der Warteschlange im Supermarkt strömen. Um eine bestimmte Emotion zu behandeln oder ein spezielles Organ zu harmonisieren, halten Sie den dafür zuständigen Finger mit der anderen freien Hand leicht umschlossen. Wie lange Sie in dieser Position verbleiben, ist ganz Ihnen überlassen, jedoch sollte es mindestens für die Dauer einer Minute sein. Falls Sie sich unwohl fühlen und nicht genau wissen, woher dieses Befinden kommt, können Sie sich am unteren Ende der Finger in die Grundgelenke kneifen. Der Finger, bei dem es am meisten schmerzt, ist derjenige, der nun Ihre Aufmerksamkeit und ein wenig Energie benötigt, wählen Sie also diesen aus und strömen Sie ihn, um wieder zu Harmonie zurückzukehren.

Im Falle einer Gesamtharmonisierung Ihres Systems, ohne dass Sie akute Beschwerden haben, können die Finger jeden Tag nacheinander geströmt werden. Das wirkt sich positiv auf unsere Grundeinstellung und

Laune und unsere allgemeine Gesundheit aus, da es präventive Effekte hervorruft, wie beispielsweise die Stabilisierung unseres Immunsystems.

Bei den Mudras handelt es sich nicht um das Strömen einzelner Finger, sondern um eine bestimmte Position, die dann gehalten wird. Entweder sind die Finger einer Hand inbegriffen und man führt es gleichzeitig auf beiden Seiten aus oder die Finger beider Hände werden zu einer Haltung kombiniert. Neben Blockaden im Energiefluss können Mudras zur Entspannung und zu besserer Konzentrationsfähigkeit beitragen, weshalb sie auch gerne in der Meditation und im Yoga verwendet werden. Nun möchte ich Ihnen die acht bedeutendsten Mudras im Jin Shin Jyutsu vorstellen. Diese Handgriffe sind übrigens auch diejenigen, die Meister Jiro Murai damals während seiner Krankheit allein in den Bergen angewandt hat. Daneben gibt es noch viele andere, die jeweils für verschiedene Bereiche und Beschwerden genutzt werden.

Mudra 1

Nehmen Sie Ihren rechten Daumen und berühren Sie damit die Handfläche Ihrer linken Hand. Alle übrigen Finger liegen auf der Rückseite des linken Mittelfingers. Halten Sie diese Position und atmen Sie tief durch die Nase ein und durch den Mund wieder aus, denn wie Murai sagte, kann die Atmung den Heilungsprozess beschleunigen. Dieses Mudra hellt die Stimmung auf und sorgt dafür, dass Stress und innere Unruhe nachlassen. Außerdem ist es hilfreich bei chronischer Müdigkeit und Augenproblemen.

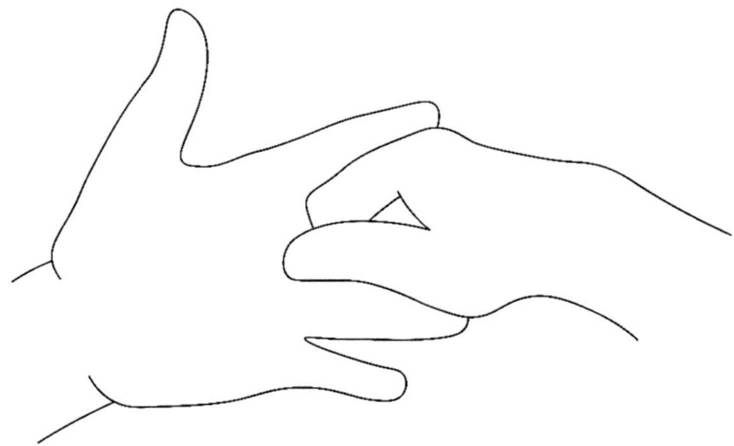

Mudra 2

Im zweiten Mudra nehmen Sie Ihren rechten Daumen und legen ihn auf die Rückseite des linken Mittelfingers. Die übrigen Finger der rechten Hand liegen sodann auf der Handfläche der linken Hand. Dies bildet also genau den Gegensatz zum Mudra 1, lediglich die Finger tauschen ihre Positionen. Auch hier atmen Sie wieder ganz tief ein und aus. Das Mudra entfaltet seine Wirkung im Bereich der Ohren und Augen, wirkt beispielsweise bei Tinnitus und spendet neue Energie. Außerdem kann es auch sehr hilfreich bei Heuschnupfenpatienten sein.

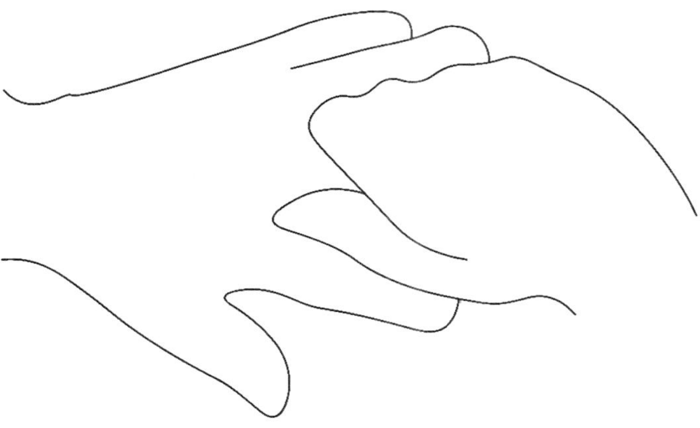

Mudra 3

Greifen Sie mit der rechten Hand um den linken Ringfinger und um den kleinen Finger. Dabei sollte der Daumen die Seite des Ringfingers berühren und die anderen Finger die Rückseite der beiden linken Finger. Konzentrieren Sie sich auch im Mudra 3 auf Ihre Atmung. Dieses Mudra sorgt für Ruhe und Entspannung, wird oft bei Depressionen oder Nervosität eingesetzt und kann darüber hinaus beruhigend auf das Herz-Kreislauf-System wirken und den Puls herunterfahren. Unter anderem sorgt es für „gute Nerven".

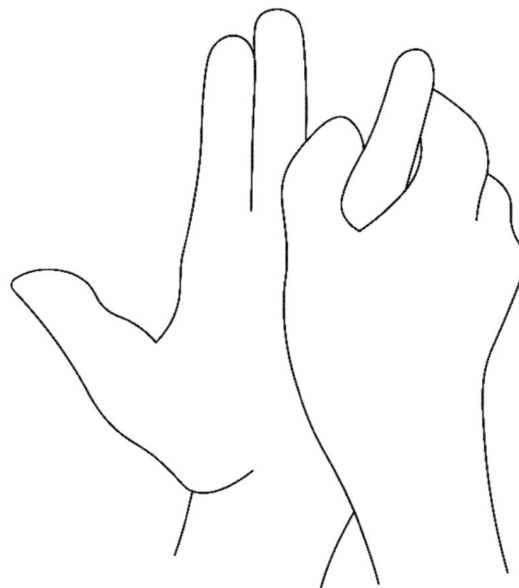

Mudra 4

Wenn Sie sich energielos und unwohl fühlen, Sie von Stress und Ärger geplagt werden und vielleicht das Gefühl von Ängstlichkeit und totaler Erschöpfung aufkommt, ist das vierte Mudra perfekt geeignet. Legen Sie dafür den rechten Daumen auf die Rückseite des linken Daumens, des Zeige- und des Mittelfingers und positionieren Sie die übrigen Finger der rechten Hand auf der Handfläche der linken Hand. Der Ringfinger und der kleine Finger der linken Hand bleiben also unberührt. Und wieder achten Sie bitte auf eine ruhige und tiefe Atmung.

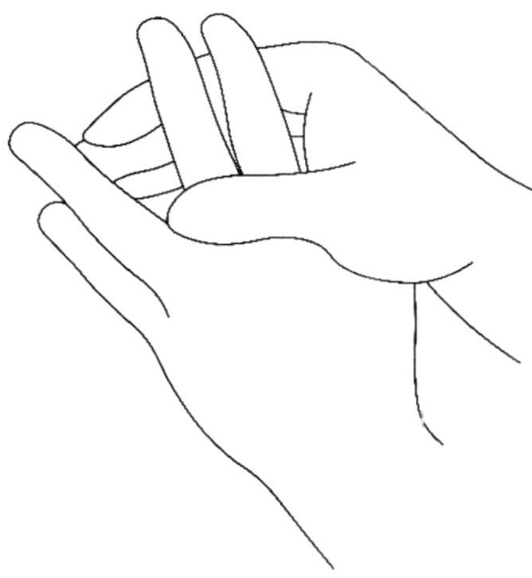

Mudra 5

Dieses Mudra bringt sowohl gute Laune als auch eine Stärkung des Urvertrauens. Zudem mildert es Heißhungerattacken und sorgt für eine schnelle Heilung bei Hautproblemen. Legen Sie hierfür den Daumen Ihrer rechten Hand auf den Nagel des linken Daumens. Als Nächstes positionieren Sie den rechten Mittelfinger auf der Unterseite Ihres linken Daumens. Die beiden Finger der rechten Hand bilden also sozusagen einen Kreis. Die tiefe Atmung dürfen Sie auch hier nicht vergessen!

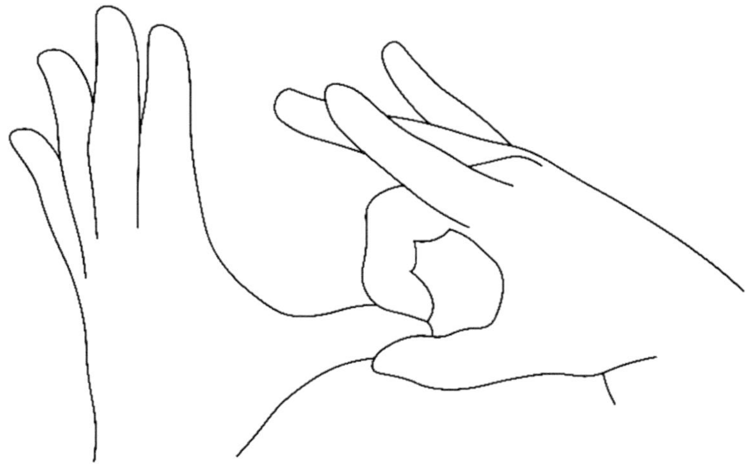

Mudra 6

Für dieses Mudra wird nur eine Hand benötigt, allerdings ist es hilfreich und wirkungsvoller, wenn Sie es mit beiden Händen gleichzeitig vollziehen. Berühren Sie dazu jeweils mit der Unterseite Ihres Daumens den Fingernagel Ihres Ringfingers und halten Sie die übrigen Finger gestreckt. Denken Sie wieder an eine kontrollierte Atmung! Die Wirkung entfaltet sich auf der emotionalen und mentalen Ebene und deckt ein breites Spektrum an Beschwerden ab. Es senkt den Blutdruck, löst den Stress, erleichtert die Atmung und unterstützt die Selbstliebe, wirkt bei Hauterkrankungen, Druck auf den Ohren und bei vielem mehr. Durch diese vielfältigen Anwendungsmöglichkeiten ist dieses Mudra also eigentlich universell.

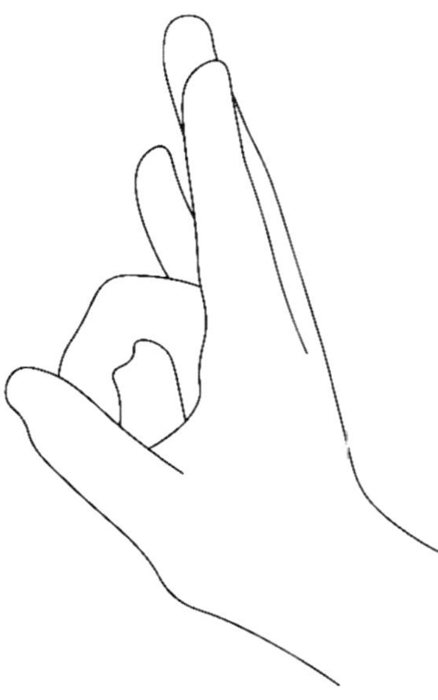

Mudra 7

Dieses Mudra steht eigentlich für das höchste Ziel im Jin Shin Jyutsu: Die Harmonisierung von Körper, Geist und Seele. Es wirkt insbesondere im Bereich der Verdauung, der Atmung und der geistigen Fähigkeiten. Alle Ebenen werden wieder miteinander verbunden und können gegenseitig Energien austauschen. Dazu müssen Sie lediglich die beiden Handflächen zueinander führen und außer den beiden Ringfingern alle übrigen Finger miteinander verschränken, wie in einer Gebetshaltung. Atmen Sie wieder tief ein und aus.

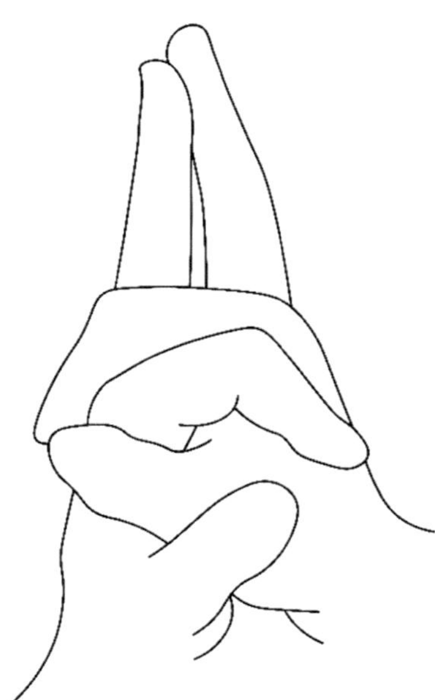

Mudra 8

Das wahrscheinlich einfachste Mudra von allen: Bringen Sie die Fingernägel Ihrer beiden Mittelfinger zusammen und lassen Sie alle übrigen Finger gespreizt. Diese Halteposition hilft vor allem bei Beschwerden im Rücken und bei allgemeinem Unwohlsein. Außerdem spendet es neue Kraft und balanciert die Energieverteilung in unserem Körper wieder aus.

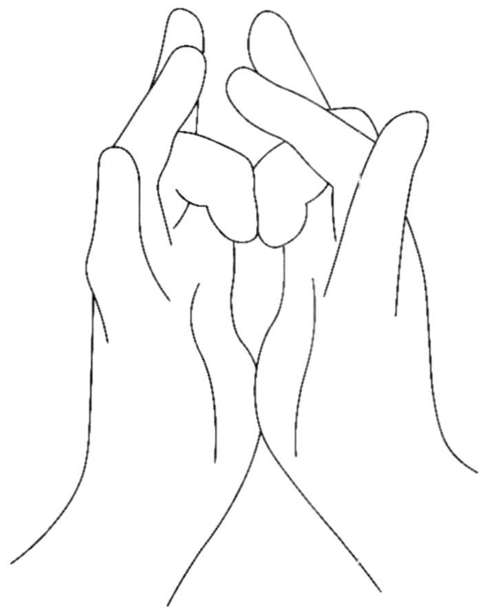

ÜBUNGEN UND ANWENDUNGEN

Neben diesen Mudras gibt es noch weitere Übungen, welche bei verschiedenen Beschwerden Abhilfe schaffen können. Sie tragen bestimmte Namen und sind nicht wie die oben genannten durchnummeriert. Diese acht Mudras waren diejenigen, die damals Jiro Murai das Leben retteten und seinen gesundheitlichen Zustand innerhalb von wenigen Tagen so enorm verbesserten, dass er dem Tod noch einmal entkommen konnte. Neben den Mudras gibt es natürlich auch eine Vielzahl an anderen Handgriffen, die in verschiedenen Situationen Anwendung finden. Im Folgenden möchte ich Ihnen eine kurze Übersicht von für Sie eventuell relevanten Übungen im Jin Shin Jyutsu geben.

Der Schließ-Griff

Wie Sie nun schon einige Male gehört haben, kann Jin Shin Jyutsu auch in Notfallsituationen angewandt werden, beispielsweise auch bei Verletzungen nach einem Verkehrsunfall. Dafür ist der Schließ-Griff eine gute Technik, da dieser blutende Wunden stillen und verschließen sowie auch die Knochenheilung bei Brüchen fördern kann. Dafür gehen Sie ganz einfach wie folgt vor: Legen Sie Ihre rechte Hand auf die Wunde oder halten Sie sie in geringer Entfernung darüber (insbesondere bei fremden Menschen, da eine Infektionsgefahr mit deren Blut droht) und legen Sie Ihre linke Hand darüber, sodass ein Kreuz entsteht.

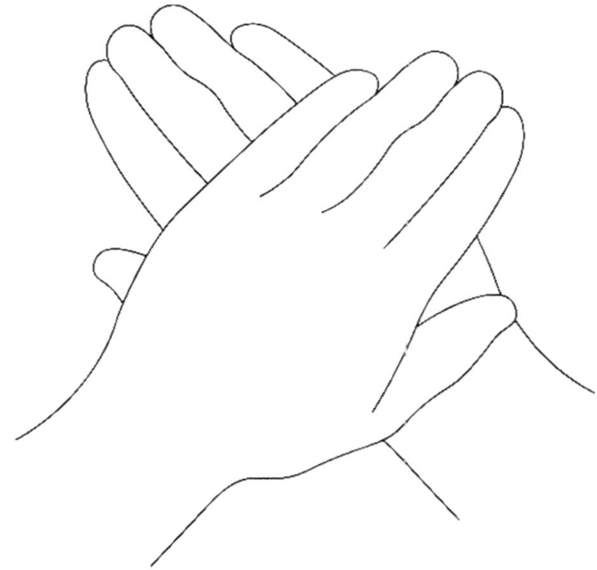

Der Rauszieh-Griff

Kennen Sie dieses unangenehme Gefühl, wenn Sie einen Splitter unter der Haut haben, im schlimmsten Fall geht er nicht heraus und einige Tage später sammelt sich Eiterflüssigkeit und die Schmerzen nehmen immer weiter zu? In diesem Moment ist der Rauszieh-Griff gefragt, welcher auch gegen Insektenstiche oder Ähnliches hilft und das Gift sozusagen nach außen befördert. Dazu legen Sie Ihre linke Hand auf die betroffene Stelle und die rechte Hand über Kreuz darüber. Der Rauszieh-Griff ist also von der Handposition das Gegensatzpaar zum Schließ-Griff.

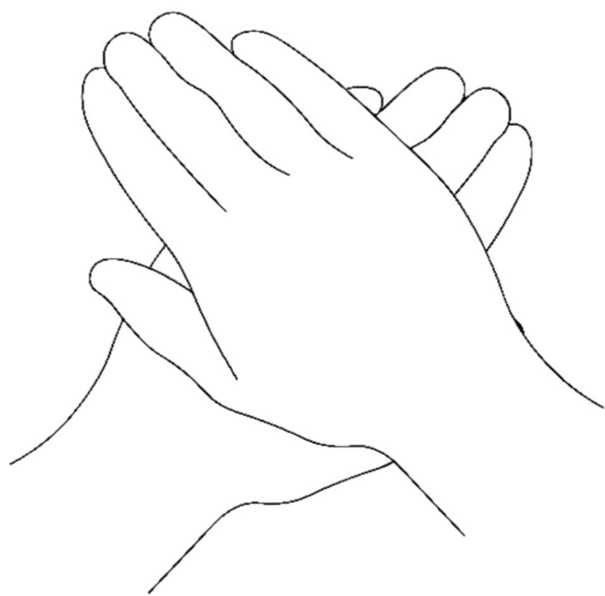

Der Sammel-Griff

Legen Sie beide Hände flach ausgebreitet nebeneinander über den betroffenen Bereich, sodass die Daumen nach innen zeigen, sich aber nicht berühren. Dies ist ein wirkungsvoller Begleiter gegen Verbrennungen und Sonnenbrand, da die Energie der unberührten und gesunden Zellen gesammelt und an die Verletzung getragen wird, um diese dann zu verdrängen.

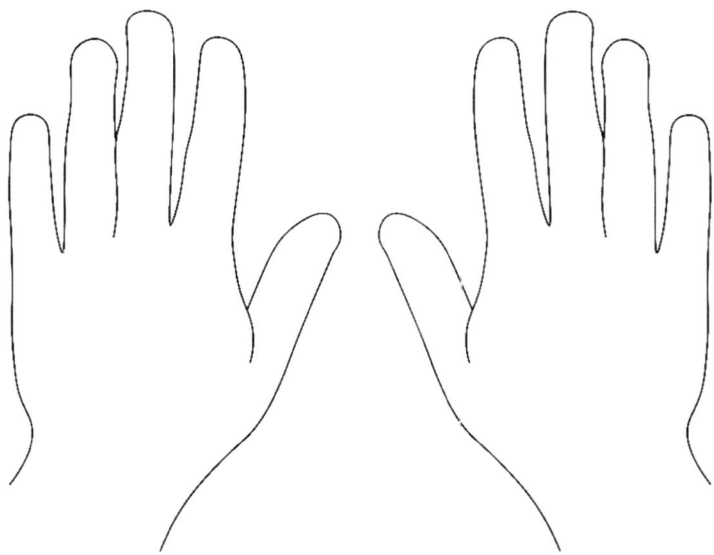

Der Verteil-Griff

Im Gegensatz zum Sammel-Griff wird hier versucht, die negativen Energien zu verteilen und damit schmerzhafte Knotenpunkte zu heilen. Hierzu zählen beispielsweise Blutergüsse, verstauchte Knochen und alle möglichen Arten von Beulen oder Schwellungen, welche gemildert werden sollen. Ähnlich wie beim Sammel-Griff werden die Hände auf die betroffene Stelle gelegt, doch dieses Mal über Kreuz, sodass Ihre Daumen jeweils nach außen zeigen.

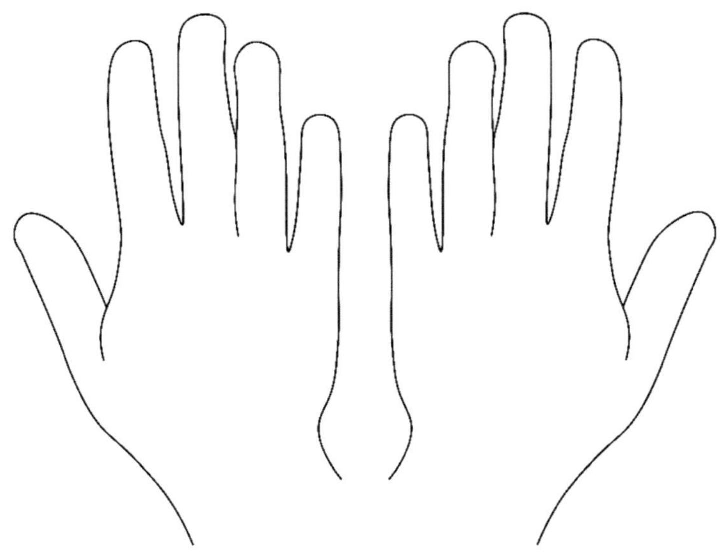

Der Finger-Zehen-Strom

Sehr beliebt ist dieser Strom insbesondere in Krankenhäusern, da er gleich mehrere Bereiche abdeckt und bei allerhand Beschwerden eingesetzt werden kann. Zudem ist die Anwendung sehr einfach und daher leicht einprägsam. Darüber hinaus kann man ihn bei sich selbst oder bei einer anderen Person anwenden und die Ausführung an einem Patienten ist sogar mit allerhand Kabeln und anderen medizinischen Verbindungen und Materialien noch möglich. Neben der ganzheitlichen Heilung auf den uns bekannten drei Ebenen (körperlich, geistig, seelisch) bringt er dem Geströmten Entspannung und neue Kraft für den weiteren Krankheitsverlauf. Das Strömen verläuft in einem Über-Kreuz-Prinzip, das bedeutet, die Finger der einen Hand berühren die Zehen des gegenüberliegenden Fußes. Die Kombinationen lauten wie folgt und werden nacheinander ausgeführt:

- Daumen & kleiner Zeh
- Zeigefinger & Ringzeh
- Mittelfinger & Mittelzeh
- Ringfinger & Zeigezeh
- kleiner Finger & großer Zeh

Die einzelnen Kombinationen sollten jeweils mindestens zwei Minuten gehalten werden, bis die nächste Strömposition eingenommen wird. Je nach Bedarf kann danach die andere Seite geströmt werden, also der Fuß und die Hand, die zuvor im Ruhemodus waren.

Etwas verschluckt?

Wir kennen alle dieses unangenehme Gefühl, wenn wir uns verschluckt haben und dieser Gegenstand noch immer in unserem Rachen hängt, vielleicht sogar in der Luftröhre statt in der Speiseröhre. Wir haben das Gefühl, wir würden gleich ersticken. Was ist meist der erste Griff? Genau, jemand schlägt einem auf den Rücken, in dem Glauben, die Blockade würde dadurch gelöst werden. Dies ist nicht nur sehr gefährlich, sondern meistens auch nicht sehr wirksam. Nächstes Mal können Sie es auch einmal mit Strömen versuchen. Dazu müssen Sie lediglich an die beiden Energieschlösser mit der Nummer 1 greifen, ruhig auch etwas fester, wenn nötig. Diese beiden Punkte liegen an den Innenseiten Ihrer Knie und vielleicht können Sie das, was Ihnen da „quer" steckt, danach schlucken.

Heimweh

Jeder von uns hatte sicher schon einmal Sehnsucht nach der Heimat oder nach geliebten Menschen. Insbesondere Kinder leiden sehr oft an Heimweh und steigern sich durch Weinen noch weiter hinein. Auch bei Kindern kann man diese Emotion etwas abmildern, denn das Strömen gegen dieses Gefühl ist ganz einfach: Halten Sie einfach für einige Zeit Ihr Energieschloss 13. Dieses liegt ziemlich genau auf Herzhöhe. Durch die Öffnung dieses Schlosses kommen die Emotionen wieder in Balance und die bedrückende Einsamkeit verschwindet, wir fühlen uns getröstet.

Sonnenbrand / Sonnenstich

Zu lange in der Sonne gelegen ohne Kopfbedeckung oder vielleicht auch eingeschlafen und die Sonnencreme vergessen? Jetzt werden Sie geplagt von Symptomen im Zusammenhang mit einem Sonnenstich oder Sie können sich vor Schmerzen durch die rot gebrannte Haut kaum mehr bewegen. Das heißt aber nicht, dass Ihr Urlaub jetzt vorbei ist, oder? Ein ganz einfacher Griff kann Linderung schaffen: Halten Sie sich selbst die Waden – oder die der betroffenen Person! Sie können sich ebenfalls von einer anderen Person die Waden halten lassen! Dabei ist es völlig egal, ob sie die jeweils passende Wadenseite halten oder die Hände über Kreuz nehmen und rechte und linke Seite kombinieren.

Kopfschmerzen

Viele Menschen leiden sehr häufig an Kopfschmerzen. Diese können verschiedene Ursprünge haben und daher gibt es auch viele verschiedene Ströme, die man verwenden kann. Trotzdem gibt es einen Kombinationsgriff, welcher für die meisten Kopfschmerz-Arten verwendet werden kann, sei es Spannungskopfschmerz oder eher ein Schmerz auf der Vorder- oder Rückseite, er kann bei vielen Arten Wunder wirken, insbesondere bei einer plötzlich auftretenden Kopfschmerzattacke. Legen Sie hierfür eine Hand auf die Stirn – falls es die rechte Hand sein sollte, dann legen Sie diese auf die linke Hälfte (und umgekehrt). Die andere Hand legen Sie auf Ihre Schädelbasis, also auf den hinteren Teil des Kopfes, kurz oberhalb des Nackens, wo die Schädelknochen beginnen. Auch hier nehmen Sie wieder die jeweils gegenüberliegende Seite, also wenn auf Ihrer linken Stirnseite die rechte Hand liegt, müssten Sie Ihre linke Hand auf die rechte Schädelbasis legen.

Durchfall / Verstopfung

Insbesondere, wenn man gerade nicht zuhause ist, können diese zwei Beschwerden ziemlich unangenehm werden. Strömen kann jedoch zur Linderung führen und vielleicht fühlen Sie sich schon bald viel besser!

Durchfall: Halten Sie gleichzeitig das linke Energieschloss 2 (auf der Körperrückseite auf dem Beckenkamm) und das rechte Energieschloss 8 (Rückseite des Knies an der Außensehne).

Verstopfung: Hier strömen Sie genau umgekehrt, also die rechte 2 und die linke 8.

MIT JIN SHIN JYTSU GEZIELT BEHANDELN

Jin Shin Jyutsu kann nach alldem, was Sie bis jetzt erfahren haben, definitiv als eine sehr sanfte und wirkungsvolle Heilmethode angesehen werden, die Menschen in allen Lebenslagen helfen und sie unterstützen kann. Da Sie nun bereits über einige einfache Handgriffe, für sich und andere Personen, und über die Mudras verfügen, möchte ich mich in diesem Kapitel dem Strömen für Ihr eigenes Wohlbefinden widmen. Sie werden erfahren, wie Sie selbst zum Heiler werden können, ohne eine Sitzung bei Ihrem Therapeuten buchen zu müssen. Sie können am Ende dieses Buches alle Informationen auf sich selbst übertragen und – egal, wann und wo – die Energien in Ihrem eigenen Körper verspüren und bewusst lenken. Lassen Sie Ihren Körper seine Kräfte entfalten und geben Sie ihm die Chance, Ihnen seine Stärke zu beweisen. Natürlich können Sie auch weiterhin eine Jin Shin Jyutsu-Behandlung bei einem qualifizierten Heiler durchführen lassen, jedoch wird der Heilungs- beziehungsweise Harmoniesierungsprozess noch viel wirksamer, wenn Sie auch selbst tätig werden.

EIGENE HEILKRÄFTE AKTIVIEREN

Sie haben schon oft gelesen, dass Sie selbst Ihre Energien fließen lassen können, um eine Balance zwischen der körperlichen, geistigen und seelischen Ebene herzustellen. Doch wie genau funktioniert das jetzt? Sie haben sich bereits mit den Chakren, den Meridianen und den Energieschlössern beschäftigt und wissen, wie die einzelnen Schlösser liegen. Nun ist es an der Zeit, diese auch zu nutzen. Dafür müssen Sie natürlich die richtigen Schlösser wählen und diese öffnen. Was sich vielleicht erst einmal kompliziert und sehr komplex anhören mag, ist in Wahrheit gar nicht so schwer. Indem wir den Fokus auf unser tiefstes Inneres setzen, lernen wir uns selbst besser kennen und können an uns arbeiten. Wir lernen nach und nach, die Botschaften zu entschlüsseln, die unser Körper uns sendet, und bekommen ein besseres Gefühl für die Dinge, die er benötigt. So, wie wir unser Blumenbeet hegen und pflegen, so sollten wir auch mit uns selbst umgehen. Manch einer mag sich nur von außen hübsch machen und beispielsweise seine Haut mit einer Creme pflegen, doch das Innere darf nicht vergessen werden! Nur, weil wir unser Innerstes nicht sehen, heißt das nicht, dass es nicht da ist und keine Aufmerksamkeit benötigt.

Im Gegenteil, wir leben viel zu sehr in der Außenwelt und wenn wir dann erkennen, dass es ebenso wichtig, wenn nicht sogar noch wichtiger, ist, mit unserem Geist, unserer Seele und dem innerlichen Körper verbunden zu sein, dann werden wir automatisch ein erfüllteres Leben führen. Alles, was Sie benötigen, um Ihre eigenen Heilkräfte zu aktivieren, haben Sie schon bei sich, jetzt gilt es, aktiv zu werden. Auch ohne das Wissen über die 26 Sicherheits-Energieschlösser haben Sie sicher schon viele Male Ihre eigenen Kräfte genutzt. Nun fragen Sie sich womöglich, wann und vor allem wie das hätte geschehen sollen. Ganz einfach: Wenn wir uns unwohl fühlen, an bestimmten Stellen Schmerzen oder Verspannungen haben, legen wir intuitiv unsere Hand darauf. Wir reiben uns den Bauch, wenn wir Bauchweh haben, das ist eine Gestik, die wir schon als Kleinkind von den Erwachsenen erfahren. Gerade Kinder sind ein gutes Beispiel, denn sie lassen sich noch häufiger von ihrer Intuition leiten, als wir Erwachsenen es tun. Als Erwachsener möchte man meist alles unter Kontrolle haben und bloß nicht durch komische Bewegungen in der Menge auffallen. Wenn wir gerade am liebsten in unserem Bett liegen würden, weil wir so starke Schmerzen im Rücken verspüren, sitzen wir trotzdem noch mit gerader Wirbelsäule im Büro am Konferenztisch, ohne eine Miene zu verziehen. Damit arbeiten wir gegen unser Inneres, gegen unser Bauchgefühl. Bei Kindern ist das anders, sie machen das, wonach ihnen der Sinn steht. Wenn ein Schüler oder eine Schülerin an seinen bzw. ihren

Hausaufgaben sitzt und nicht mehr weiter weiß, kommt es oft vor, dass er oder sie die Ellbogen auf den Tisch stützt und den Kopf zwischen beide Hände legt.

Was aussieht, wie eine sehr verzweifelte Geste, ist in Wahrheit auch eine Art des Strömens. Die Finger berühren automatisch die Energiepunkte, welche die Konzentration steigern, und helfen, einen Lösungsweg zur scheinbar schwierigen Aufgabe zu finden. Es gibt noch viele weitere solcher Beispiele, das Daumennuckeln zum Einschlafen gehört auch dazu, da es beruhigend auf alle Systeme im Körper wirkt und damit auch beim Einschlafen hilft. Wenn Sie sich noch einmal ins Gedächtnis rufen, welche Finger welchen Organen und Emotionen zugeordnet sind, ist das auch nicht verwunderlich. Denn der Daumen kann auch dann gehalten und geströmt werden, wenn wir das Gefühl haben, dass wir uns zu viele Sorgen über verschiedene Dinge machen. Durch das Strömen werden wir gelassener.

Die Menschen glauben immer, Sie müssten bei all ihren Beschwerden sofort zum Arzt, weil Sie denken, kein anderer kann es besser wissen, Mediziner haben schließlich studiert. Wie Sie jetzt aber mehrfach gelesen haben, braucht es nicht immer die klassische Schulmedizin, um wieder gesund zu werden, sondern lediglich eine alte und traditionelle japanische Heilkunst, die wir alle erlernen können. Nur die Wiederherstellung unseres Körpers mit der Natur und den alten Weisheiten kann uns genesen lassen. Es ist also möglich, mit einer bloßen Berührung die eigenen Heilkräfte zu aktivieren.

ENERGIEKREISLÄUFE SCHLIESSEN UND BLOCKADEN LÖSEN

Wenn ein Kreislauf unterbrochen wird durch eine Blockade, kommt es zu einem Stau. Das ist nicht nur in unserem Körper der Fall, sondern überall in der uns umgebenden Umwelt. Wird ein großer Kanal durch einen Damm am Weiterfließen gehindert, staut sich dort das Wasser und damit auch die ganze Energie, die es in sich trägt. Oder stellen Sie sich Ihr Herz-Kreislauf-System vor: Wenn sich in den Arterien und Venen Ablagerungen bilden, kann das Blut nicht mehr wie gewohnt fließen. Wenn diese Ablagerungen immer weiter wachsen und größer werden, kann es zu einer kompletten Verschließung kommen, das Blut und der Sauerstoff werden nicht mehr weitergeleitet und der Körper reagiert schließlich mit einem Herzinfarkt darauf.

Genau wie in den Leitbahnen des Blutes können sich auch in unseren Meridianen solche Blockaden bilden und den Energiefluss erschweren oder sogar gänzlich unterbrechen. Dann kommt es zu Schmerzen und Beschwerden auf einer der drei Ebenen, die dann aber im weiteren Verlauf auch Auswirkungen auf die übrigen Bereiche haben. Dann gilt es, diese Energiekreisläufe wieder zu einem System zu verschließen, damit alle Funktionen wieder ganz normal ausgeführt werden können und wir wieder zu einem harmonischen Zustand gelangen.

Allgemein sind gerade die Hände und Füße noch einmal besondere Stellen unseres Körpers, da sich dort meistens sehr viel Energien ansammeln. Wenn man also einfach die Hände oder die Füße zueinander führt, wird der Energiekreislauf geschlossen und die gestaute Kraft kann sich besser verteilen. Wenn Sie mögen, können Sie natürlich auch Hände und Füße gleichzeitig aneinanderlegen, um den Effekt zu verstärken und das gesamte Energiesystem anzuregen. Das funktioniert zum Beispiel auch gut im Liegen und kann ganz nebenbei geschehen, beim Fernsehen auf dem Sofa oder kurz vor dem Einschlafen sowie nach dem Aufwachen in einer gemütlichen Position noch unter der warmen Decke. Während des Tages können Sie die gestaute Energie auch fließen lassen, allerdings gibt es oft Situationen, in denen diese Aktivierung nur mit den Händen möglich ist. Das soll Sie aber nicht davon abhalten! Auch das mehrmalige Schließen des Energiekreislaufes mit den Händen kann Wunder bewirken! Durch die große Ansammlung von Energien in unseren Händen ist es auch verständlich, dass beim Auflegen der Finger auf die Energieschlösser eine Harmonisierung hervorgerufen wird. Die Energie, die uns genau an diesem Schloss fehlt, wird durch das Strömen dort hineingegeben und der Kreislauf schließt sich.

Jin Shin Jytsu-Alltagsübungen

Das Praktizieren der japanischen Heilkunst Jin Shin Jyutsu weckt in jedem Menschen die Fähigkeit, sich selbst zu heilen. Dieses tiefe Bewusstsein und diese Kraft sind von Geburt an vorhanden und müssen einfach nur wahrgenommen werden. Neben den bereits genannten acht Mudras von Meister Jiro Murai und den Notfallgriffen gibt es noch sehr viel mehr Mudras und Strömgriffe, die bei allen denkbaren Beschwerden helfen können.

Es würde den Rahmen dieses Buches sprengen, alle zu nennen, doch möchte ich Ihnen nun in diesem Kapitel zehn Übungen aufzeigen, die Sie in Ihrem Alltag anwenden können. Zunächst sei aber noch einmal zu erwähnen, dass die einfachste Art, jederzeit Ihr Wohlbefinden zu verbessern, das bloße Strömen des zur Beschwerde passenden Fingers ist. Hierzu benötigen Sie nur das Wissen über die Verbindung Ihrer fünf Finger zu den jeweiligen Organen und Emotionen. Wenn Sie sich diese Informationen nicht einprägen können oder auf Nummer sicher gehen wollen, können Sie natürlich auch eine solche Abbildung der Hand mit den jeweiligen Verbindungen ausdrucken oder aufmalen und immer bei sich führen, zum Beispiel klein gefaltet in Ihrer Tasche oder Ihrem Geldbeutel. So können Sie immer einen kurzen Blick darauf werfen, wenn Sie sich in einer unangenehmen Situation befinden und Sie aktiv etwas dagegen tun wollen. Nutzen Sie beispielsweise auch die Zeit, wenn Sie auf den Bus oder die Bahn warten, und strömen Sie Ihre Finger, Ihr Körper wird es Ihnen danken, wenn er solch eine Auszeit genießen darf.

1. Abwehrkräfte

Nie wieder krank sein? Das wäre ja ein Traum. Um unsere Abwehrkräfte zu aktivieren und das Immunsystem insbesondere während der Erkältungssaison zu stärken, können wir uns ganz einfach selbst strömen. Nehmen Sie zuerst Ihre rechte Hand und legen Sie diese auf das linke Energieschloss 11 (im Schulterbereich). Dann bildet die linke Hand jeweils einen Kreis aus Daumen und einem der anderen Finger. Nacheinander drücken Sie nun mit dem Daumen auf den Fingernagel des jeweiligen Fingers. Beginnen Sie bei der Kombination Daumen - Zeigefinger. Wenn Sie bei Ihrem kleinen Finger angekommen sind, wechseln Sie die Seite. Jetzt liegt also Ihre linke Hand auf der rechten 11.

2. Sportersatz

Sie mögen keinen Sport oder finden gerade keine Zeit, um eine Runde Joggen zu gehen? Kein Problem, denn mit dem Strömen der beiden Energieschlösser 25 erreichen Sie innerhalb von circa zwanzig Minuten den gleichen erholsamen und ausgleichenden Effekt wie durch eine halbe Stunde Jogging. Dazu legen Sie Ihre beiden Hände während Sie sitzen mit den Handflächen nach oben zeigend unter Ihre Pobacken.

3. Allergien

Ob durch Pollenflug oder Tierhaare, manche Menschen werden von den Folgen einer Allergie geradezu heimgesucht. Juckende, tränende Augen, ständiges Niesen und ein trockener Hals sind da keine Seltenheit. Wenn Sie unter den Symptomen einer allergischen Reaktion leiden, empfiehlt es sich, die rechte Hand auf die Mitte des linken Oberarmes zu legen, mit der anderen Hand verfahren Sie genau umgekehrt. Nach mindestens fünf Minuten können die Beschwerden sogar schon leicht gelindert sein.

4. Die große Umarmung

Um Selbstliebe zu verspüren und im Hier und Jetzt anzukommen, lohnt es sich, sich selbst mit positiven Gefühlen zu beschenken. Dazu verschränkt man die Arme vor der Brust und berührt mit den Fingern die beiden Energieschlösser 26, die in den Achselhöhlen liegen. Während man tief die frische Luft einatmet, kann man sich selbst mit Liebe erfüllen und während der Ausatmung all die negativen Gedanken loslassen.

5. Die Hände als Medizin

Bevor man von seinem Arzt gleich starke Mittel wie Antibiotika verschrieben bekommt, kann man auch versuchen, die Beschwerden durch Strömübungen zu lindern. Insbesondere bei Entzündungen oder Infekten bietet es sich an, die linke Hand auf das „Antibictikum" zu legen, dies ist das Energieschloss 3, welches sich auf Ihrer rechten Schulter befindet. Die rechte Hand verbindet sich mit dem Energieschloss 25 auf Ihrer linken Pobacke. Dann verharren Sie einige Zeit in dieser Position, um die Energie strömen zu lassen. Danach sollten Sie zum Ausgleich auch die Vorderseite strömen. Dazu bleibt die linke Hand an ihrem Platz und die rechte Hand legt sich auf das Energieschloss 15 auf der rechten Leiste. Auch hier verharren Sie einige Minuten.

6. Natürlicher Schutz

Um sich geborgen und ermutigt zu fühlen, ist es nicht unbedingt nötig, dass uns jemand in den Arm nimmt oder uns gut zuspricht. Sie können auch selbst einen natürlichen Schutzschild aufbauen, der Ihnen neue Kraft schenkt. Halten Sie dabei Ihre Arme über Kreuz und berühren Sie jeweils auf beiden Seiten das Energieschloss 19, welches sich in den Ellenbeugen befindet. Sie sind stark, Sie schaffen das, Sie haben die Macht!

7. Kopfschmerzen, Unterleibsbeschwerden und Atmung

Diese drei Beschwerden sind sehr unangenehm und können durch einen ganz einfachen Trick gemildert werden. Das erste Energieschloss, welches im Kniebereich an der Innenseite liegt, verbindet die untere und obere Körperhälfte miteinander und lässt die Energie zwischen den beiden fließen, was sehr ausgleichend und schmerzlindernd wirkt. Dazu einfach gleichzeitig die beiden Knieinnenseiten strömen.

8. Zahnschmerzen

Zahnschmerzen sind keine schöne Sache, vor allem dann nicht, wenn man möglicherweise noch Angst vor dem Zahnarztbesuch hat. Natürlich sollten Sie auf eine gute Mundhygiene achten, wenn Sie jedoch Schmerzen verspüren, können Sie auch durch Jin Shin Jyutsu die Wartezeit bis zu Ihrem Termin überbrücken. Bei Zahnschmerzen aller Art hilft es, die linke Hand auf das rechte Schloss 11 zu legen (Schulter) und dann mit der rechten Hand den linken Zeigefinger zu umschließen. Danach wird getauscht, also die rechte Hand wird auf die linke 11 gelegt und der rechte Zeigefinger wird umschlossen. Hierbei wird insbesondere der Energiefluss im Zahnfleisch angeregt.

9. Positive Gedanken

Und schon wieder Energieschloss 11! Legen Sie die rechte Hand auf die linke 11 und die linke Hand auf die gleichseitige 25 (auf dem Oberschenkel). Halten Sie diese Position für einige Minuten und führen Sie dann die linke Hand auf das Energieschloss 15 auf Ihrer linken Leiste. Danach ist dieser Strom vollkommen und Sie sollten ihn noch einmal seitenverkehrt ausführen, damit er seine volle Energie entfalten kann. Diese Ströme können Ihnen dabei helfen, mehr positive Gedanken in Ihr Leben zu lassen und die negativen Gedanken zu verbannen.

10. Trauer & Abschied

Um von geliebten Dingen oder Personen Abschied zu nehmen, kann die Trauerarbeit durch das Strömen unterstützt werden. Hierzu hält man mit der linken Hand das linke Energieschloss 14, welches unter dem Rippenbogen liegt. Die rechte Hand berührt die linke 22 unterhalb des Schlüsselbeines. Nach einigen Minuten wird die Position geändert, und zwar so, dass die Finger der rechten Hand die rechte 14 halten und die Finger der linken Hand die rechte 22.

Bonusteil

Nach all den vielen Informationen rund um den Ursprung und die Geschichte des Jin Shin Jyutsu sowie nach dem kurzen Exkurs in die Chakren-Lehre möchte ich Ihnen nun zum Abschluss ein kleines Geschenk für Ihren weiteren Lebensweg mitgeben: einen 4-Wochen-Jin Shin Jyutsu-Plan. Dieser soll sich an Ihre Gesundheit und Ihr allgemeines Wohlbefinden richten, ohne auf spezielle Beschwerden einzugehen. Sollten Sie spezifische Beschwerden erleiden und diese mit einer Strömtherapie behandeln wollen, wenden Sie sich bitte an einen qualifizierten Heiler oder besorgen Sie sich weiterführende Strömtipps, welche zu Ihren Symptomen passen, um die Selbsttherapie durchzuführen.

Der nun folgende schrittweise Plan ist also für jedermann geeignet, denn er verfolgt das Ziel, einen harmonischen Zustand zwischen der körperlichen, geistigen und seelischen Ebene herzustellen. Mit ein bisschen Übung und Disziplin kann jeder Mensch in einer kurzen Zeit lernen, wie er sich und seinem Körper etwas Gutes tun und für ein starkes Immunsystem und einen entspannteren Alltag sorgen kann.

Noch einige Informationen vorab:

- Es ist wichtig, dass Sie sich jeweils morgens direkt nach dem Aufwachen und abends kurz vor dem Schlafen Zeit für diese Aufgaben nehmen.
- Machen Sie sich keinen Druck, Sie können nichts falsch machen. Sie können Ihren gesundheitlichen Zustand nicht durch das Strömen verschlimmern oder irgendwelche Krankheiten oder Beschwerden auslösen. Im Gegenteil: Sie können selbst dazu beitragen, dass sich eine Balance entwickelt.
- Lassen Sie sich nicht beirren durch ungewöhnliche oder plötzliche Geräusche. Tiefes und starkes Ausatmen, Schnarchen oder ein Gluckern im Bauch gehören dazu und sind ganz normal. Seien Sie froh, wenn Sie eines davon vernehmen, das zeugt von einer guten Strömwirkung! Tiefes Ausatmen und Schnarchen werden begleitet durch eine Welle der Entspannung und das Geräusch im Bauch ist ein Hinweis darauf, dass die Energien Ihre ganzen Systeme durchfließen und insbesondere den wichtigen Magen-Darm-Trakt in Schwung bringen.
- Lassen Sie sich auf das Experiment ein und haben Sie Freude daran!

Woche 1

Sind Sie bereit, Ihren Weg auf den Spuren von Meister Jiro Murai anzutreten? Dann begrüße ich Sie hiermit herzlich zur ersten Woche!

Nach dem Aufwachen bleiben Sie bitte in Ihrem Bett liegen. Warten Sie einige Minuten und lassen Sie sich Zeit, im Hier und Jetzt, im neuen Tag anzukommen. Wenn Sie sich bereit fühlen, dann atmen Sie noch einmal tief ein und aus, schließen Sie die Augen und denken Sie an den Tag, der Ihnen nun bevorsteht. Jeden Tag brauchen Sie Energie, um zu leben, und diese soll natürlich ungehindert fließen können. Daher beginnen wir jetzt mit dem Strömen der einzelnen Schlösser, um schon am Morgen mit neuer Kraft zu starten. Für die erste Woche genügen schon drei Punkte, die alle im Bereich des Schädels liegen.

Positionieren Sie Ihre rechte Hand oben auf der Mitte Ihres Kopfes. Berühren Sie nun mit der linken Hand die Stelle zwischen Ihren Augenbrauen. Halten Sie diese Position und konzentrieren Sie sich auf eine tiefe und regelmäßige Atmung. Dieser Strom fördert die Durchblutung des Gehirns, insbesondere die Gedächtnisfunktion wird gesteigert. Außerdem wirkt der Energiefluss positiv auf die Augen, verbessert den Schlaf (bei einer abendlichen Anwendung) und befreit die Stirnhöhle, was uns einen klaren Blick aufs Leben verschafft.

Die rechte Hand bleibt auf dem Kopf, während die linke Hand weiter nach unten auf den Nasenrücken beziehungsweise die Nasenspitze rückt. Die Nasennebenhöhlen werden befreit, was uns eine regelmäßige Atmung ermöglicht. Zudem wird der Bereich des Beckens mitsamt den Genitalien stimuliert und die Funktion des Harnsystems wird gestärkt. Auch hier wird die Position wieder für einige Minuten gehalten, während Sie sich auf Ihre Atmung konzentrieren.

Das sind die beiden Schritte, die Sie nun täglich jeden Morgen und jeden Abend im Laufe einer Woche durchführen. Wie lange Sie in den jeweiligen Strömpositionen verharren, ist Ihnen selbst überlassen und sollte je nach Gefühl sein. Ratsam wären aber pro Position mindestens zwei Minuten.

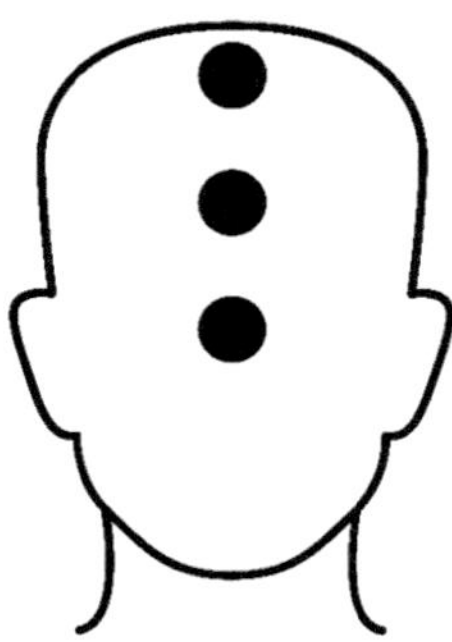

Woche 2

Konnten Sie in Woche 1 eine tägliche Routine entwickeln und zwei Mal täglich strömen? Wenn ja, sehr gut! Falls es noch nicht jeden Tag geklappt hat, ist das auch nicht schlimm, setzen Sie sich nicht unter Druck! In der zweiten Woche wird ebenfalls zwei Mal täglich geströmt, jedoch wird die Strömzeit verlängert, da weitere Punkte hinzukommen. Die ersten beiden Positionen bleiben erhalten. Wenn Sie also mit Schritt zwei abgeschlossen haben, lassen Sie Ihre rechte Hand noch immer auf Ihrem Haupt liegen und positionieren die Finger der linken Hand in der Kuhle zwischen Hals und Brustkorb. Hier befinden wir uns nun im Bereich der Stimme und Sprache. Das Strömen kann helfen, seine Meinung klar zu äußern und Halsbeschwerden zu lindern. Darüber hinaus wird der Hormonhaushalt der Schilddrüse reguliert. Der vierte Schritt besteht darin, die linke Hand von der Kuhle zu lösen und mittig auf das Brustbein zu legen. Wie in den ersten drei Schritten zuvor, bleibt die rechte Hand noch immer auf dem Kopf. Das führt zur Stärkung des Immunsystems, der Thymusdrüse und es erleichtert die Atmung. Außerdem bekommen wir positive Energien an unser Herz geleitet und wir können besser mit Schuldgefühlen umgehen. Nun ist Ihre tägliche Strömübung schon ein wenig gewachsen. Denken Sie stets an eine kontrollierte und tiefe Atmung und planen Sie jetzt auch mehr Zeit ein! Ich wünsche Ihnen viel Spaß für diese Woche!

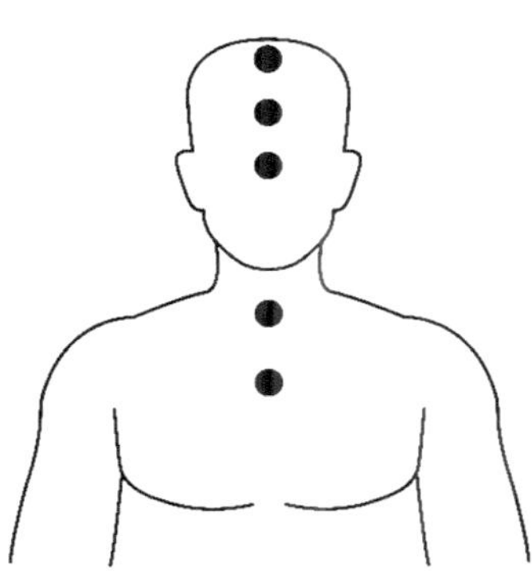

Woche 3

Ich hoffe, Sie haben in der vergangenen Woche Zeit gefunden, um Ihre Heilkräfte zu mobilisieren und den Energiefluss anzuregen. Vielleicht haben Sie schon spüren können, dass Sie besser durch den Tag kommen?

Kommen wir zu den nächsten beiden Schritten. Die bisherigen vier Positionen bleiben bestehen und werden nun ergänzt. Wie gewohnt bleibt die rechte Hand auf dem Kopf. Die linke Hand setzt ihren Weg nach unten weiter fort. Dabei ruht sie zunächst auf dem unteren Ende des Brustbeines. Das beeinflusst insbesondere das Harnsystem sowie die Verdauung und beschleunigt Entgiftungsvorgänge. Zudem wird das Nervensystem angeregt, was dem ganzen Körper zugutekommt.

Nach dem Strömen dieser Stelle wandert die linke Hand weiter und findet ihre neue Position kurz über dem Bauchnabel. Unbewusste Gefühle und Probleme kommen an die Oberfläche und wir bekommen die Energie, mit diesen zu arbeiten. Außerdem wird das Immunsystem aus dem Darm heraus gestärkt.

Die Aufgabe für diese Woche lautet wie folgt: Strömen Sie täglich morgens und abends die Schritte 1 bis 6.

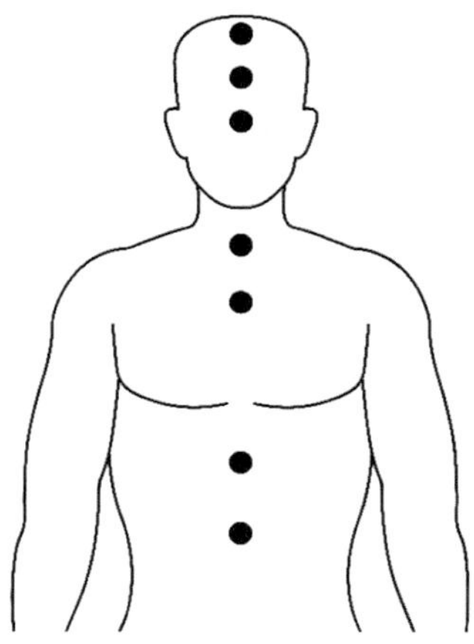

Woche 4

Willkommen zurück zur letzten Woche! Wie Sie vielleicht schon erahnen können, kommen heute noch einmal zwei Schritte dazu.

Ein letztes Mal noch bleibt die rechte Hand auf Ihrer Schädeldecke, während Sie mit den Fingern Ihrer linken Hand Ihr Schambein berühren. Die Energie kann jetzt von ganz oben bis hin zum Schambein an der Vorderseite Ihres Körpers hinabfließen und alle Bereiche mit neuer Kraft versorgen. Außerdem wirkt diese Strömposition auf Ihren Rücken, insbesondere auf die Wirbelsäule und die dazwischen liegenden Bandscheiben. Stellen Sie sich bildlich vor, wie die Energie auf dieser Strecke fließt, wie ein starker Flusslauf, der Ihren Körper von all den kleinen Blockaden befreit.

Zum Abschluss bleibt ausnahmsweise die linke Hand an Ort und Stelle. Dafür wandert die rechte Hand vom Kopf zum Steißbein. Hierbei ist es egal, ob Sie die Stelle mit der Handinnenfläche oder der Außenseite berühren. Mit dieser Position geben Sie dem Energiestrom die nötige Kraft, auch wieder nach oben zu steigen. Die Energien sind nun immer von Ihrem Kopf auf der Körpervorderseite hinab geflossen und werden durch das Halten des Steißbeines dazu animiert, auf der Körperrückseite wieder nach oben zu fließen. Außerdem wird der Kreislauf der unteren Körperpartie angeregt und auch Beine und Füße können neue Kräfte sammeln.

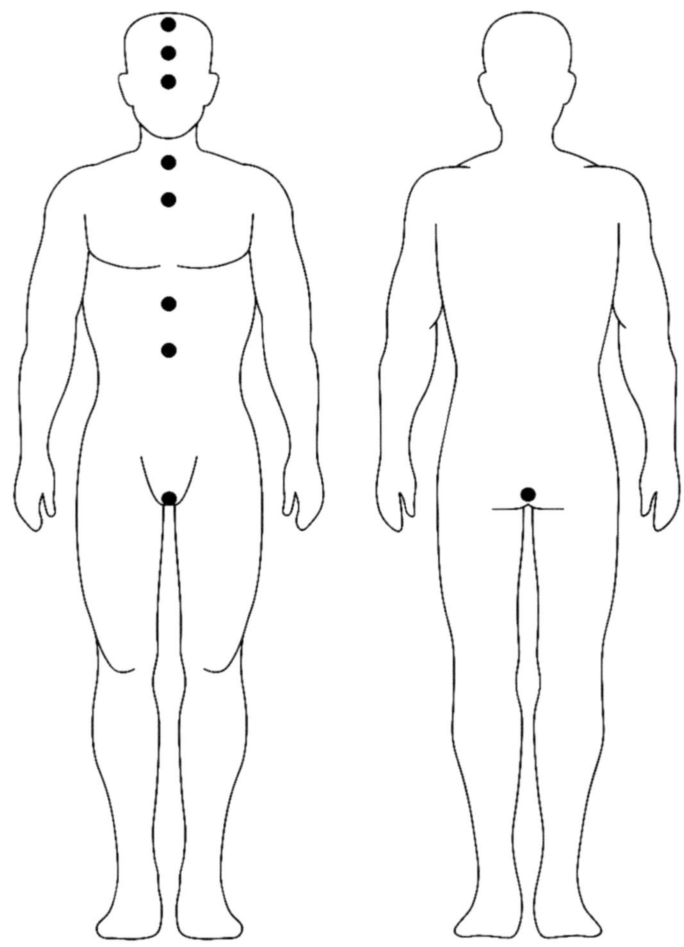

Reflexion zum Ende von Woche 4

Nun sind Sie am Ende Ihres 4-Wochen-Plans angelangt und haben hoffentlich täglich Zeit gefunden, um die acht Schritte nach dem Aufwachen und vor dem Einschlafen durchzuführen. Das, was Sie nun beherrschen, ist der sogenannte „Hauptzentralstrom". Er ist universell einsetzbar, da er auf allen Ebenen seine Wirkung entfalten kann und somit alle Bereiche unseres Körpers erreicht und diese mit Energie aufladen kann. Er bildet die Quelle der Lebensenergie Qi, die in einem Kreislauf einmal um unseren Körper fließt – von oben nach unten und auf der Kehrseite wieder nach oben. Hier sind noch einmal alle Punkte in der Übersicht zusammengefasst:

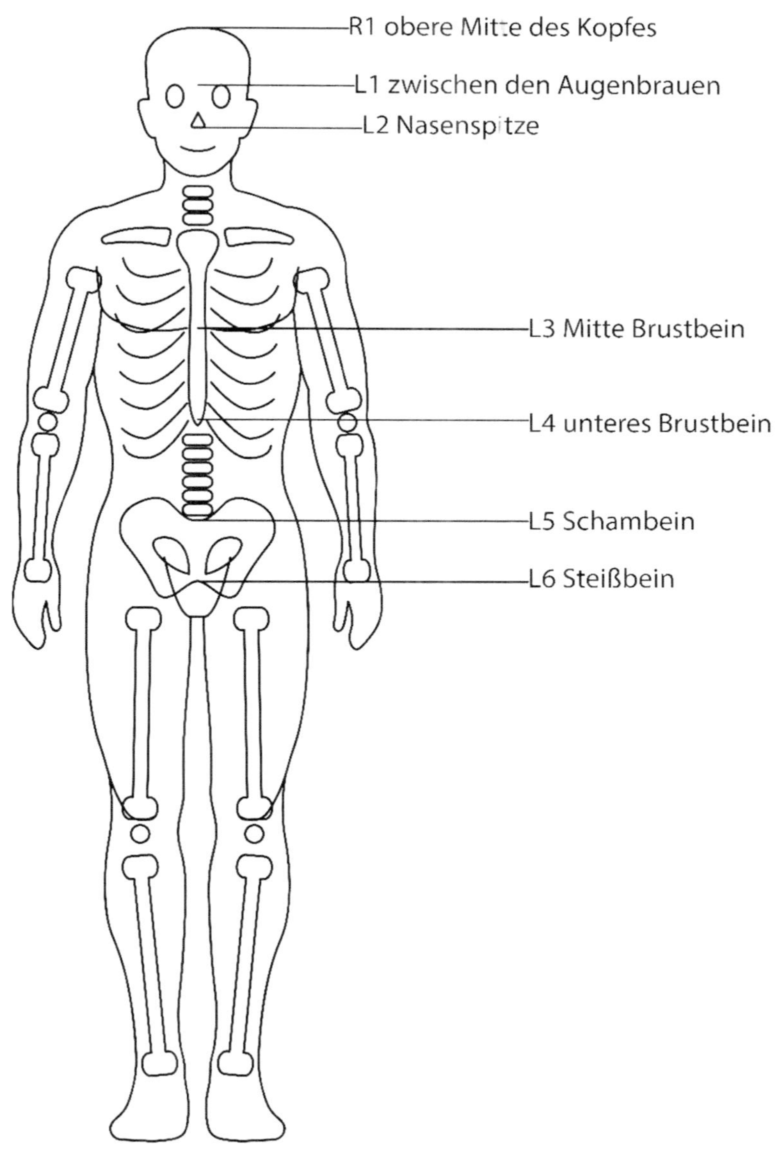

Dadurch, dass der Hauptzentralstrom alle Bereiche abdeckt, kann er als ganzheitliche Methode angesehen werden, die weit über die bloße Jin Shin Jyutsu-Praktik hinaus verwendet wird. Ist Ihnen aufgefallen, dass diese Punkte nicht die klassischen Energieschlösser sind? Die 26 Sicherheits-Energieschlösser existieren paarweise und liegen nicht auf der Körpermitte. Dennoch sind diese neun Punkte in der Körpermitte sehr wichtig und wenn Sie sich zurückerinnern, wird Ihnen diese Bedeutsamkeit der Körpermitte und der darauf befindlichen Stellen bekannt vorkommen. Na, wissen Sie schon, wovon ich spreche? Genau, die Chakren!

Hier gelingt wieder die Überleitung von der Praxis des Jin Shin Jyutsu zu den Chakren, die in unserer Körpermitte liegen und als Energiezentren des Körpers zählen. Die sieben Hauptchakren werden durch den Hauptzentralstrom geöffnet und bringen uns ein Gefühl der Harmonie auf allen Ebenen. Hierbei ist insbesondere noch einmal das Kronenchakra zu nennen, welches auch in diesem Strömprozess eine äußerst wichtige Stellung einnimmt, da die rechte Hand nahezu die ganze Zeit dort verharrt. Das Kronenchakra steht über allen anderen und hat einerseits eine göttliche Verbindung zum Himmel, andererseits erdet es uns auch und lässt uns zu uns selbst finden. Das geschieht vor allem im letzten Schritt des Hauptzentralstroms, wenn der Kreislauf geschlossen wird. Damit entsteht eine weitere Verbindung, und zwar zur Traditionellen Chinesischen Medizin, deren oberstes Ziel es ist, eine Harmonie zwischen allen Lebensbereichen herzustellen und den Menschen so zur größtmöglichen Gesundheit zu führen.

Schluss

Nun sind Sie am Ende dieses Buches angelangt. Daher möchte ich Sie noch einmal einladen, einen kurzen Blick auf Ihre zurückliegende Reise zu werfen. Angefangen mit den Ursprüngen des Jin Shin Jyutsu durften Sie abschweifen in die Welt der Chakren und die Energiearbeit mithilfe von Aurasehen. Sie haben erfahren, was die Unterschiede der klassischen Schulmedizin und der östlichen Heilkünste sind und warum die alternativen Heilverfahren eine solch hohe Wirksamkeit erzielen.

Darüber hinaus haben Sie Einblicke in die Welt der Traditionellen Chinesischen Medizin erhalten und schließlich sich selbst zum Heiler auserkoren. Das gesammelte Wissen können Sie nun an sich selbst und an anderen Personen anwenden und dadurch die Welt ein bisschen besser und auf jeden Fall lebenswerter machen. Werden Sie selbst zum Schöpfer neuer Kraft und Energie und leiten Sie sich den Weg zu einem harmonischen und gesunden Leben! Mit dem Hauptzentralstrom, einigen Alltagsübungen, Notfallgriffen und Mudras sind Sie bestens ausgestattet und können sich stolz als Selbstheiler bezeichnen. Versuchen Sie, auch jetzt nach diesen vier Wochen regelmäßig Zeit zu finden, um Jin Shin Jyutsu zu praktizieren, denn die positiven Effekte sollten Sie sich auf keinen Fall entgehen lassen! Wenn Sie noch weiter gehen möchten, können Sie sich in die Literatur vertiefen und spezifische Probleme selbst behandeln. Darüber hinaus gibt es an vielen Orten auch sogenannte Strömgruppen, in denen sich die Menschen regelmäßig zusammenfinden, um gemeinsam Jin Shin Jyutsu zu praktizieren. In der Gruppe bekommt man meist das Gefühl einer noch stärkeren Energie zu spüren und man kann sich über neue Techniken und Tipps austauschen. Jedoch muss jeder für sich entscheiden, ob er oder sie lieber allein oder mit mehreren Personen strömt.

Nehmen Sie all die Informationen nun mit auf Ihren weiteren Lebensweg und schaffen Sie eine Balance zwischen Ihrem Körper, Ihrem Geist und Ihrer Seele. Lassen Sie ein bisschen asiatische Magie in Ihr Leben und genießen Sie die Verbindung zwischen dem Selbst und der Natur. Ich wünsche Ihnen Gesundheit und vielleicht tragen Sie die japanische Heilkunst weiter in die Welt hinaus, damit möglichst viele Menschen erfahren, welche Kräfte tief in ihnen schlummern. Denn jeder von uns ist tief im Inneren ein kleiner Jiro Murai.